당뇨병 식사 계획을 위한
식품교환표 활용 지침

Guidelines for the Use of Food Exchange Lists
for Diabetes Meal Planning

집필진

전 숙   경희의대 경희의료원 내분비내과
김미경   가톨릭의대 여의도성모병원 내분비내과
임정현   서울대학교병원 급식영양과
민보경   세종충남대학교병원 영양팀
권미라   서울대학교병원 급식영양과
이연희   아주대학교병원 영양팀
김은미   강북삼성병원 영양팀
조재원   삼성서울병원 영양팀
송수진   한남대학교 식품영양학과
심재은   대전대학교 식품영양학과
김오연   동아대학교 식품영양학과
주달래   서울특별시보라매병원 영양실

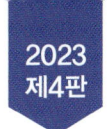

당뇨병 식사 계획을 위한
식품교환표 활용 지침

Guidelines for the Use of Food Exchange Lists
for Diabetes Meal Planning

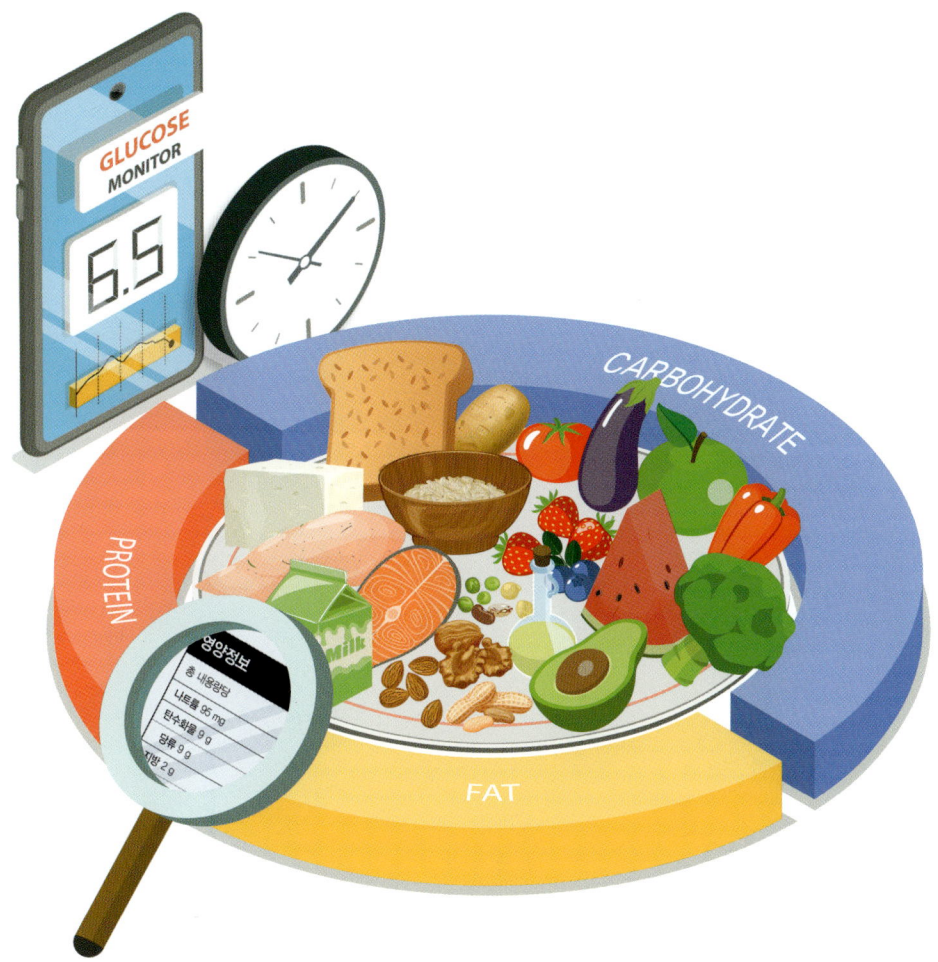

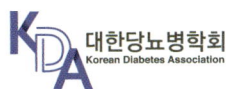

인사말

당뇨병의 치료 목표는 최적의 치료를 통해 합병증을 예방하고 궁극적으로 개선된 삶의 질을 영위하면서 살수 있도록 관리하는 것입니다. 이를 위한 다양한 약제와 새로운 기술기반 치료가 개발되어 도움을 주고 있지만, 궁극적으로 당뇨병의 예방, 혈당조절, 합병증 관리에 있어 식사의 계획과 실천을 포함한 임상영양요법은 가장 중요하고 근본적인 치료법 중 하나입니다. 환자에게 최적화된 임상영양요법이 이루어지기 위해서는 표준화된 교육도구를 마련하는 것이 필수적입니다. 특히 다양한 음식을 섭취하는 식생활에서 각 식품들을 영양소 구성이 비슷한 것끼리 분류하고 식품군별 기준 영양소를 설정하여 동일한 식품군 내에서 다양한 식품끼리 교환할 수 있는 식품교환표는 당뇨병 관리에서 섭취량의 평가, 식사 계획, 영양교육에 매우 중요한 도구입니다.

현재 우리가 사용하고 있는 당뇨병 관리를 위한 식품교환표는 1988년 처음 대한당뇨병학회, 대한영양사협회와 한국영양학회가 공동으로 발간하여 사용을 시작하였고 1995년에 2판, 2010년 3판으로 개정되어 사용하고 있었습니다. 최근 10여년간 빠르게 변화하는 식생활과 다양한 식문화의 등장, 연속혈당측정기를 비롯한 다양한 당뇨병 관련 기술 디바이스 개발 등으로 식품교환표의 개정에 대한 필요성이 대두되었습니다. 2022년 3월 대한당뇨병학회 식품영양위원회가 주관하고 4개 유관기관의 협조 하에 총 12명의 당뇨병 식품교환표 개정 Task Force Team을 구성하고, 워크숍 개최를 시작으로 약 2년의 기간동안 2010년 개정 내용 리뷰, 외국의 당뇨병 식품교환표 체계와 사용현황 조사, 기준이 되는 식품성분표 DB 검토와 선정 과정을 거친 후 전문가의 다양한 의견을 수렴하여 본격적인 개정작업을 진행하고, 2023년 5월 공청회를 거쳐 최종 개정안 "당뇨병 식사 계획을 위한 식품교환표 활용 지침 제4판"이 발간되었습니다

이번 주요 개정 결과를 정리하면 ① 농촌진흥청 국가표준식품성분표 10.0 DB를 기반으로 하고, 다양한 검토를 거쳐 실사용자의 혼동을 최소하기 위해 식품교환표 분류 체계 6개 식품군과 식품군별 대표 영양소 기준량 유지, ② 식품군별 식품 목록

은 기존 339종에서 총 435종으로 새롭게 대중화된 식품을 대폭 반영, ③ 환자의 평소 식습관을 고려하여 실제 생활에서 실천이 가능하도록 다양한 탄수화물 섭취 비율을 기반으로 한 식품군 교환단위 배분 예시를 통해 식사패턴 계획에 활용도 제고, ④ 개별화한 식사를 위해 다양한 종류의 식단과 식사 계획 예시를 제시, ⑤ 건강한 당뇨병 식사 실천을 위해 다양한 외식 정보와 가정간편식의 활용 등에 대한 정보를 추가하고 변화하는 식품 정보 자료에 접근하고 해석하는 방법을 제공하였습니다. 마지막으로 지침에 사용된 다양한 음식과 식재료가 최대한 잘 반영되도록 전문가의 조리와 촬영을 통해 실제 교육 현장에서의 활용도를 높이고자 노력하였습니다.

지난 2년간의 기간동안 각자 본연의 업무가 바쁘신데도 불구하고 우리나라 당뇨병 환자와 교육자가 활용할 중요한 지침을 개발한다는 사명감을 가지고 많은 시간과 노력을 들여 개정작업에 참여해 주신 12인의 위원님들께 다시한번 존경과 감사의 말씀을 드립니다. 대한당뇨병학회 식품영양위원회 임정현 간사, 민보경 위원, 김미경 간사, 대한당뇨병교육영양사회 권미라, 이연희 위원, 대한영양사협회 김은미, 조재원 위원, 한국영양학회 송수진, 심재은 교수, 한국임상영양학회 김오연 교수, 주달래 위원의 헌신과 노고에 감사의 마음을 전합니다.

새롭게 발간된 "당뇨병 식사 계획을 위한 식품교환표 활용 지침 제4판"이 급변하고 있는 생활 및 식사 문화 환경속에서 우리나라의 당뇨병 관리와 교육을 담당하는 모든 교육자와 실제 식생활에서 직접 활용하는 모든 당뇨인을 포함한 국민에게 건강한 식사 실천을 통해 건강한 삶을 가꾸는데 유용한 길잡이가 되기를 진심으로 바랍니다.

2023년 12월
대한당뇨병학회 식품영양위원회 이사 **전 숙**

당뇨병의 치료에는 내분비대사 내과의사인 당뇨병 치료 전문가는 물론 신장내과의사, 심장내과의사, 안과의사, 신경과의사, 영양사, 간호사, 의료사회복지사 및 운동치료 전문가 등 여러 분야의 협조와 종합적인 관리가 요구되는데, 이중 가장 기본이 되고 중요한 것은 식사요법이라 하겠습니다.

이러한 식사요법의 기본이 되는 당뇨병 교육에 사용하고 있는 식품교환표는 마지막으로 2010년에 발간 한 것으로, 많은 시간이 흐른 현재 2023년에 그동안 바뀐 여러 환경을 바탕으로 전면으로 개정 하여 제4판을 발간함을 기쁘게 생각합니다. 그동안 식생활습관에도 많은 변화가 있어 지방과 초가공 탄수화물 섭취증가 등 영양소의 섭취량이 증가하고, 수입식품의 증가로 식품의 섭취에도 변화가 있었으며, 이전에 비해 외식과 주류 섭취의 변화 등을 반영하는 개정된 식품교환표가 필요하게 되었습니다. 많은 곳에서 유용하게 이번 식품교환표가 사용되길 바랍니다.

특히, 약 2년간의 짧은 준비 기간에도 불구하고 많은 시간과 노력을 들여서 본 지침서가 나올 수 있도록 애써 주신 전 숙 식품영양위원장과 여러 위원님들의 열과 성을 다한 그 동안의 노고에 대해 대한당뇨병학회 회원을 대신하여 감사의 마음을 전합니다. 아무쪼록 새로이 발간된 "당뇨병 식사 계획을 위한 식품교환표 활용 지침 제4판"이 당뇨병 관리에서 임상영양요법을 교육하는 교육자와 이를 활용하는 당뇨인 모두에게 실제적으로 도움이 되는 좋은 안내서가 될 수 있기를 바랍니다. 감사합니다.

2023년 12월
대한당뇨병학회 이사장 **원규장**

목차

인사말 5

1
식품교환표

01. 식품교환표 체계의 이해 12

02. 식품교환표 단위의 이해 13

03. 식품군의 이해 14
    1. 특징
    2. 1교환단위 기준 영양소 및 식품
    3. 식품군 식품 이용 시 고려사항

2
건강한 당뇨병 식사 계획

01. 건강한 당뇨병 식사 계획 원칙 70

02. 식품교환표를 이용한 식사 계획 72
    1. 1일 섭취 에너지 계산하기
    2. 에너지별 식품군 교환단위수 배분의 예
    3. 식품교환표를 이용한 식단 작성의 실제

3
건강한 당뇨병 식사 실천을 위한 정보

01. 영양표시의 확인과 활용 ——— 96

02. 탄수화물 계산법(carbohydrate counting)의 활용 ——— 104

03. 식품·음식 영양성분 자료의 활용 ——— 108
- 1. 농촌진흥청 국가표준식품성분표
- 2. 식품의약품안전처 식품영양성분 데이터베이스
- 3. 식품의약품안전처 외식영양성분 자료집
- 4. 농촌진흥청 농식품올바로 메뉴젠 음식정보
- 5. 외식업체 영양정보

04. 건강한 외식을 위한 실천 방법 ——— 117
- 1. 외식의 원칙
- 2. 외식 시 음식 선택 및 섭취 요령
- 3. 외식 종류별 식사 요령

05. 가정간편식(Home Meal Replacement) 활용 ——— 140

06. 기타 정보 ——— 144
- 1. 알코올
- 2. 감미료

부록 ——— 154

1
식품교환표

01 식품교환표 체계의 이해

식품교환표는 일상생활에서 주로 섭취하는 식품들을 영양소 구성이 비슷한 것끼리 6개의 식품군(food group)으로 분류한 표이다.

6가지 식품군은 곡류군, 어육류군, 채소군, 지방군, 우유군, 과일군을 말하며 각 식품군별 기준 영양소를 설정함으로써 동일한 식품군 내 다양한 식품끼리 교환이 가능하도록 하였다. 식품교환표는 당뇨병환자의 섭취량 평가, 식사 계획 및 영양교육에 쉽게 활용 할 수 있는 도구이다.

표 1 | **식품군별 기준 영양소**

		에너지(kcal)	탄수화물(g)	단백질(g)	지방(g)
곡류군		100	23	2	-
어육류군	저지방	50	-	8	2
	중지방	75	-	8	5
	고지방	100	-	8	8
채소군		20	3	2	-
지방군		45	-	-	5
우유군	저지방우유	80	10	6	2
	일반우유	125	10	6	7
과일군		50	12	-	-

식품교환표 단위의 이해　02

식품군마다 설정한 기준 영양소에 맞도록 식품의 중량을 정한 값을 1교환단위(1exchange)라고 한다. 동일 식품군 내에서 각 식품의 영양소 함량을 근거로 설정한 식품의 1교환단위 예는 표 2와 같다. 모든 식품의 1교환단위 중량은 껍질, 씨 등을 제외한 가식부 기준으로 설정한다.

표 2 | 식품군별 1교환단위의 예

		에너지 (kcal)	탄수화물 (g)	단백질 (g)	지방 (g)	1교환단위 식품 종류와 중량
곡류군		100	23	2	–	밥 70 g(1/3공기), 죽 140 g(2/3공기), 삶은국수 90 g, 감자 140 g, 고구마 70 g, 떡 50 g, 식빵 35 g(1쪽)
어육류군	저지방	50	–	8	2	살코기 40 g(탁구공크기), 가자미/동태/삼치/조기 50 g(소 1토막), 멸치 15 g, 굴 70 g(1/3컵), 새우(중하) 50 g(3마리)
	중지방	75	–	8	5	소고기(등심) 40 g(탁구공크기), 갈치/고등어/꽁치 50 g(소 1토막), 달걀 55 g(1개), 검정콩 20 g(2큰술), 두부 80 g
	고지방	100	–	8	8	갈비/삼겹살 40 g, 생선통조림 50 g, 치즈 30 g(1.5장), 프랑크소시지 40 g
채소군		20	3	2	–	푸른잎채소 70 g(익혀서 1/3컵), 애호박/오이/콩나물/무 70 g, 도라지 40 g, 버섯 50 g, 김 2 g(1장), 배추김치 50 g
지방군		45	–	–	5	견과류(땅콩/아몬드/잣/호두) 8 g, 버터 5 g, 마요네즈 8 g, 드레싱 15 g, 식물성기름 5 g(1작은술)
우유군	저지방 우유	80	10	6	2	저지방우유 200 mL(1컵), 떠먹는 요구르트 100 mL(1/2컵)
	일반 우유	125	10	6	7	두유 200 mL(1컵), 우유 200 mL(1컵), 전지분유 25 g(1/4컵)
과일군		50	12	–	–	단감/바나나/포도 80 g, 귤/배/사과/참외 100 g, 딸기/수박 150 g, 방울토마토 200 g, 토마토 250 g

03 식품군의 이해

동일한 식품군 내 식품 1교환단위는 영양소 함량이 비슷하므로 서로 바꿔 섭취할 수 있다. 예를 들어 동일한 곡류군에 속한 밥과 식빵의 경우, 주식으로 밥 대신 식빵을 선택할 경우에는 1교환단위 양을 기준으로 밥 70 g(1/3공기)과 식빵 35 g(1쪽)을 바꿔 먹는다면 섭취 에너지와 영양소를 비슷하게 유지할 수 있다. 따라서 식품교환단위를 이해하고 식사 계획에 활용할 경우 다양한 식품들을 기호도에 따라 자유롭게 이용하는데 도움이 될 수 있다.

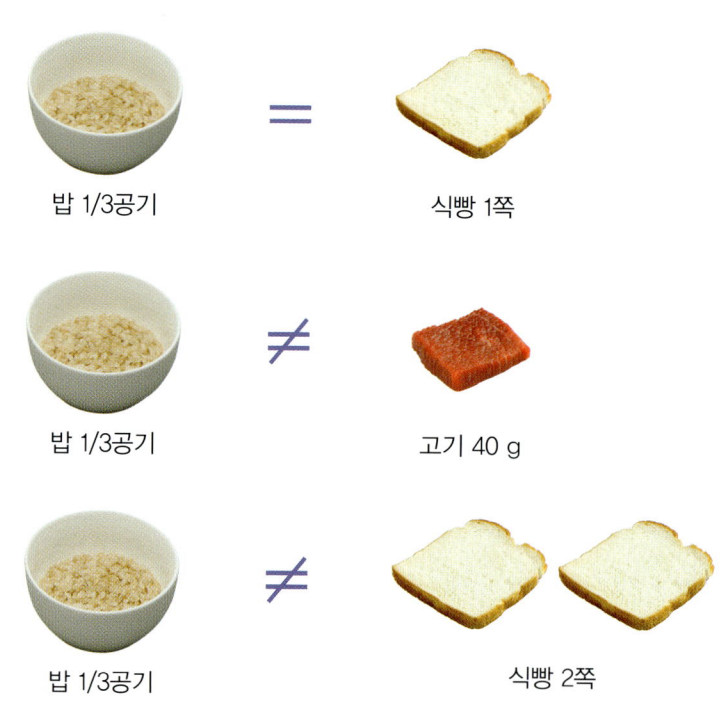

📌 식품교환표를 이용하여 식품을 교환할 경우
- 같은 식품군끼리만 바꾸어 먹는다.
- 동일한 교환단위량으로 바꾸어 먹는다.

식품군의 이해 03

1. 곡류군

1) 특징

곡류군에 속하는 식품의 주된 영양소는 탄수화물이며 혈당에 직접적인 영향을 미치는 특징이 있다. 주로 주식이나 간식으로 이용하는 밥류, 면류, 감자류, 떡류, 빵류 등이 포함된다.
곡류군에 속하는 식품의 종류와 1교환단위의 중량은 표 4와 같다.

대표식품
- 밥류 70 g(1/3공기)
- 면류(건조) 30 g, 면류(삶은 것) 90 g
- 감자 140 g, 고구마 70 g
- 떡류 50 g
- 빵류 35 g

2) 1교환단위 기준 영양소 및 식품

표 3 | 1교환단위 기준 영양소

식품군/영양소	에너지(kcal)	탄수화물(g)	단백질(g)	지방(g)
곡류군	100	23	2	-

03 식품군의 이해

표 4 | 곡류군 식품

식품명	중량(g)	목측량	비고
밥류			
보리밥	70	1/3공기	
쌀밥	70	1/3공기	
현미밥	70	1/3공기	
누룽지(건조)	30	지름 11.5 cm	
죽류			
쌀죽	140	2/3공기	
알곡류 및 가루제품			
귀리	30		
녹두	30	3큰술	🌾
렌틸콩	30		🌾
미숫가루	30	1/4컵	🌾
밀가루	30	5큰술	
백미	30	3큰술(1/5 쌀컵)	
병아리콩	30		
보리	30	3큰술	🌾
오트밀	30		🌾
율무	30	3큰술	
전분가루	30	5큰술	
차조	30	3큰술	🌾
찰기장	30	3큰술	
찰수수	30	3큰술	🌾
찹쌀	30	3큰술	
퀴노아	30		

식품군의 이해 03

식품명	중량(g)	목측량	비고
알곡류 및 가루제품			
팥	30	3큰술	🌾
현미	30	3큰술	
완두콩(생것)	70	1/2컵	🌾
면류			
국수(건조)	30		🧂
국수(삶은 것)	90	1/2공기	
당면(건조)	30		
라이스페이퍼(건조)	30		🧂
마카로니(건조)	30		
마카로니(삶은 것)	90		
메밀국수(건조)	30		🧂
메밀국수(생것)	40		🧂
메밀냉면(건조)	30		🧂
수제비(생것)	40		
스파게티면(건조)	30		
스파게티면(삶은 것)	90		
쌀국수(건조)	30		🧂
우동면(생것)	70		
중국당면(건조)	30		
쫄면(건조)	30		🧂
칼국수면(생것)	40		🧂
감자류 및 전분류			
고구마	70	중 1/2개	
옥수수	70	1/2개	🌾

1. 식품교환표 17

03 식품군의 이해

식품명	중량(g)	목측량	비고
감자류 및 전분류			
감자	140	중 1개	🌾
돼지감자	140		🌾
마	140		🌾
토란	140		🌾
떡류			
가래떡	50	썰은 것 11~12개	🧂
떡볶이떡	50	5개	
백설기	50		🧂
송편(깨)	50	2개	
시루떡	50		🧂
인절미	50	3개	🧂
절편	50	1개(5.5×5×1.5 cm)	🧂
증편	50		🧂
빵류			
또르띠아	35		🧂
모닝빵	35		
바게뜨	35		🧂
베이글	35		🧂
식빵	35	1개(11×10×1 cm)	🧂
치아바타	35		🧂
카스텔라	35		
크루아상	35		🧂
팥빵	35		
호밀빵	35		🧂

식품군의 이해 03

식품명	중량(g)	목측량	비고
묵류			
녹두묵	200		🧂
도토리묵	200	1/2모(6×7×4.5 cm)	🧂
메밀묵	200		🌾 🧂
기타			
강냉이(옥수수)	25	1.5공기	
건빵	25	13개	
밤	60	대 3개	🌾
뻥튀기	25	3개	
시리얼	25	2/3컵	🧂
은행	60		
크래커	25	7개	

🌾 1교환단위당 식이섬유 2.5 g 이상
🧂 1교환단위당 나트륨 100 mg 이상

03 식품군의 이해

곡류군

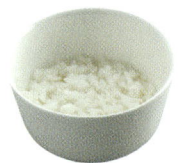 쌀밥 70 g
1/3공기

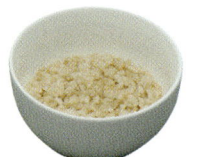 현미밥 70 g
1/3공기

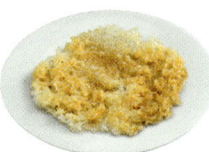 누룽지(건조) 30 g

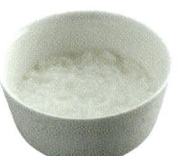 쌀죽 140 g
2/3공기

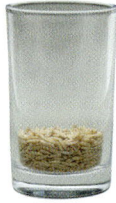 귀리 30 g

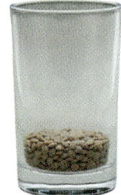 렌틸콩 30 g

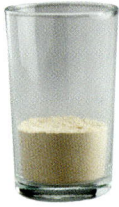 미숫가루 30 g
1/4컵

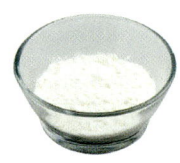 밀가루 30 g
5큰술

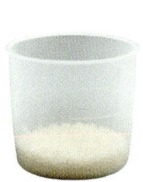 백미 30 g
3큰술(1/5쌀컵)

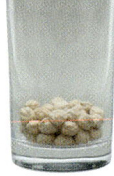 병아리콩 30 g

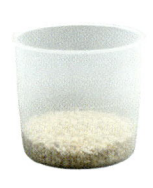 보리 30 g
3큰술

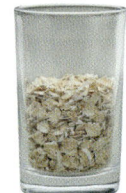 오트밀 30 g

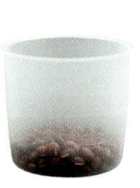 팥 30 g
3큰술

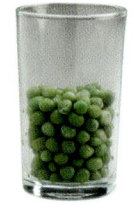 완두콩(생것) 70 g
1/2컵

※ 공기 = 밥그릇(소), 컵 = 컵(소) 200 mL, 접시 = 지름 16.5 cm, 쌀컵 = 1컵 쌀 150 g, 1큰술 = 15 mL

식품군의 이해 03

곡류군

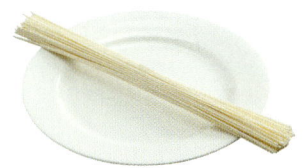
국수(건조) 30 g

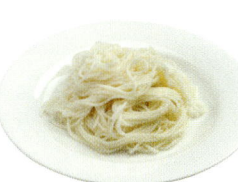
국수(삶은 것) 90 g

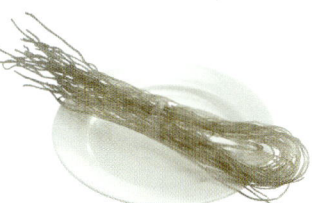
당면(건조) 30 g

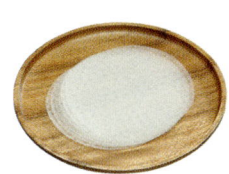
라이스페이퍼(건조) 30 g

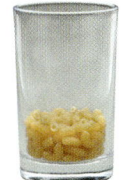
마카로니(건조) 30 g

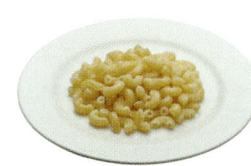
마카로니(삶은 것) 90 g

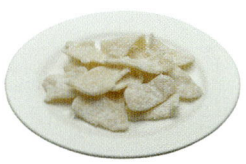
수제비(생것) 40 g

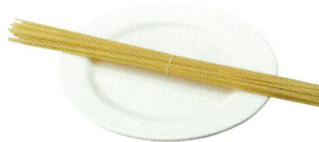
스파게티면(건조) 30 g

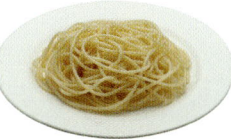
스파게티면(삶은 것) 90 g

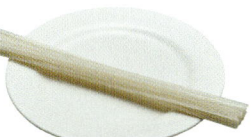
쌀국수(건조) 30 g

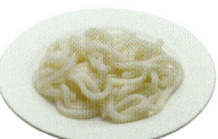
우동면(생것) 70 g

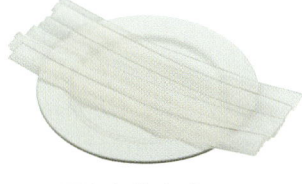
중국당면(건조) 30 g

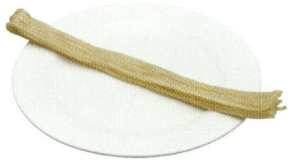
쫄면(건조) 30 g

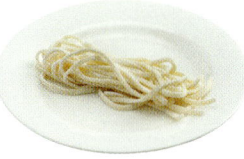
칼국수면(생것) 40 g

※ 접시 = 지름 16.5 cm, 컵 = 컵(소) 200 mL

03 식품군의 이해

곡류군

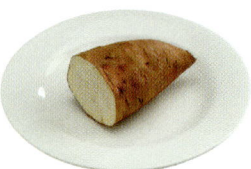
고구마 70 g
중 1/2개

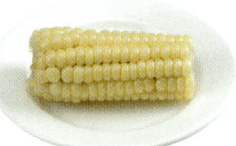
옥수수 70 g
1/2개

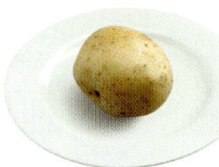
감자 140 g
중 1개

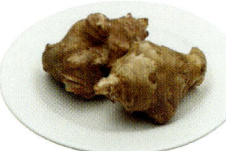
돼지감자 140 g

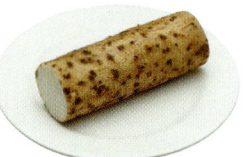
마 140 g

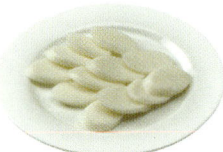
가래떡 50 g
썬 것 11~12개

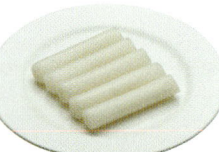
떡볶이떡 50 g
5개

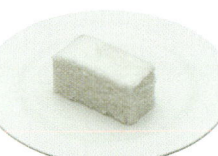
백설기 50 g

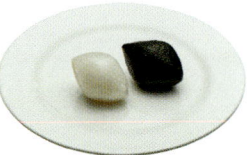
송편(깨) 50 g
2개

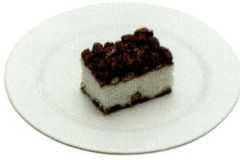
시루떡 50 g

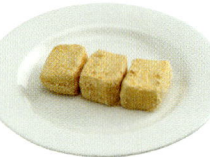
인절미 50 g
3개

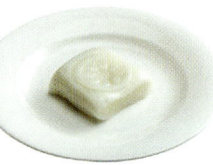
절편 50 g
1개

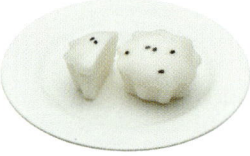
증편 50 g

※ 접시 = 지름 16.5 cm

식품군의 이해 03

곡류군

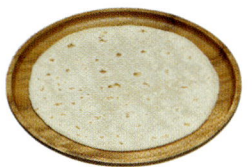
또르띠아 35 g

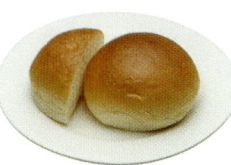
모닝빵 35 g

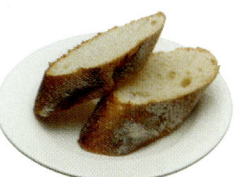
바게뜨 35 g

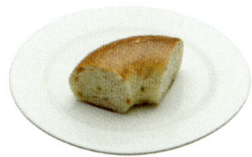
베이글 35 g

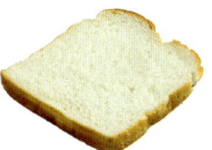
식빵 35 g
소 1개

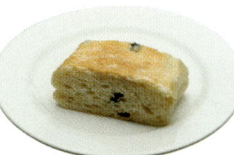
치아바타 35 g

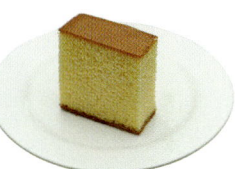
카스텔라 35 g

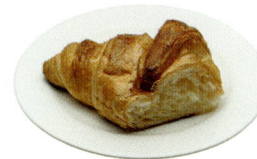
크루아상 35 g

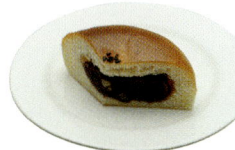
팥빵 35 g

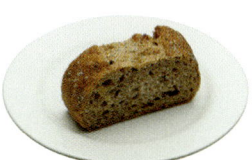
호밀빵 35 g

※ 접시 = 지름 16.5 cm

03 식품군의 이해

곡류군

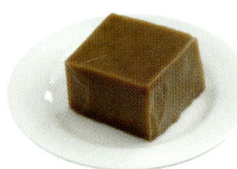
도토리묵 200 g
1/2모

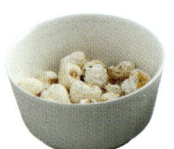
강냉이(옥수수) 25 g
1.5공기

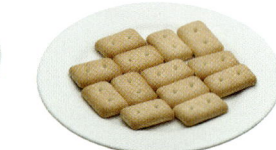
건빵 25 g
13개

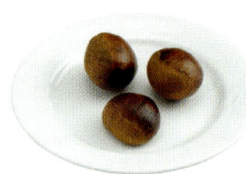
밤 60 g
대 3개

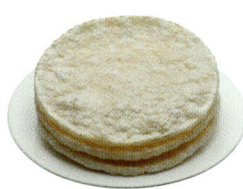
뻥튀기 25 g
3개

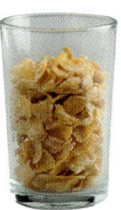
시리얼 25 g
2/3컵

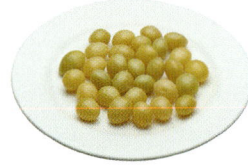
은행 60 g

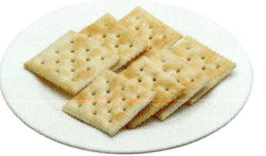
크래커 25 g
7개

※ 공기 = 밥그릇(소), 접시 = 지름 16.5 cm, 컵 = 컵(소) 200 mL

식품군의 이해 03

3) 곡류군 식품 이용 시 고려사항

- 혈당에 직접적인 영향을 미치는 영양소인 탄수화물이 대부분을 차지하는 식품군의 특성을 고려하여 식사 계획 시 적절한 양으로 구성한다.

- 식품 선택 시 혈당뿐 아니라 심혈관계질환 위험 감소와 관련 있는 영양소인 식이섬유의 함량이 높은 통곡물을 우선하여 선택한다.

- 렌틸콩, 녹두, 팥, 완두콩, 병아리콩은 다른 알곡류 식품에 비해 1교환단위당 단백질 함량이 높고 탄수화물의 함량이 낮은 특성이 있다.

- 면류 중 쌀국수, 쫄면의 1교환단위당 나트륨 함량은 500~600 mg으로 다른 식품에 비해 나트륨 함량이 높아 염분섭취를 조절해야 하는 식사 계획 시 고려해야 한다.

- 빵류는 대부분 가공식품이므로 종류에 따라 1교환단위당 다량영양소 함량의 편차가 다른 곡류군 식품에 비해 크다. 크루아상, 또르띠아는 빵류 중 지방의 함량이 높은 식품이다.

03 식품군의 이해

2. 어육류군

1) 특징

어육류군 식품의 주된 영양소는 단백질로 고기류, 생선류, 알류, 콩류, 해산물 등과 이들 식품의 가공품이 포함된다. 어육류군 식품은 단백질 외에도 지방이 많이 함유되어 있으므로 식품의 지방 함량에 따라 저지방군, 중지방군, 고지방군의 3가지로 분류한다.
어육류군에 속하는 식품의 종류와 1교환단위의 중량은 표 6, 표 8, 표 10과 같다.

대표식품
- 고기류 40 g
- 생선류 50 g
- 알류 55 g
- 건어물 15 g
- 치즈 30 g

2) 1교환단위 기준 영양소 및 식품

표 5 | 저지방 어육류군 1교환단위 기준 영양소

식품군/영양소	에너지(kcal)	탄수화물(g)	단백질(g)	지방(g)
저지방 어육류군	50	–	8	2

식품군의 이해 03

표 6 | 저지방 어육류군 식품

식품명	중량(g)	목측량	비고
고기류			
닭고기(가슴살)	40	소 1토막(탁구공크기)	
닭부산물, 모래주머니	40		◉
돼지고기(안심)	40		
돼지염통	40		◉
소간	40		◉
소고기(사태, 홍두깨 등)	40		
오리고기	40		
육포	15	1장(9×6 cm)	
칠면조	40		
생선류			
가자미	50	소 1토막	
광어	50	소 1토막	
대구	50	소 1토막	
도루묵	50		
동태	50	소 1토막	
미꾸라지	50		
민어	50	소 1토막	
방어	50	소 1토막	
병어	50	소 1토막	
복어	50	소 1토막	
삼치	50	소 1토막	
아귀	50	소 1토막	
연어	50	소 1토막	

03 식품군의 이해

식품명	무게(g)	목측량	비고
생선류			
옥돔(반건조)	50	소 1토막	
적어	50	소 1토막	
전갱어	50	소 1토막	
조기	50	소 1토막	
준치	50	소 1토막	
참도미	50	소 1토막	
코다리(건조)	15		
홍어	50	소 1토막	
건어물 및 가공품			
건새우	15	1/2컵	
건오징어채	15		🔶
굴비	15		
멸치	15	잔 것 1/4컵	🔶
뱅어포	15	1장	
북어채	15		🔶
오징어(건조)	15		🔶
쥐치포	15	1/2개(1.2×7 cm)	
게맛살	50		
어묵(찐 것)	50		
젓갈류			
명란젓	40		🔶
어리굴젓	40		
오징어젓	40		🔶
창란젓	40		🔶

식품군의 이해 03

식품명	무게(g)	목측량	비고
기타 해산물			
가리비	70		
개불	70		
골뱅이통조림	50		🟠
관자	70		
굴	70	1/3컵	
꼬막조개	70		
꽃게	70	소 1마리	
낙지	100	중 1마리	
날치알	50		
멍게	70	1/3컵	
문어	70		🟠
물오징어	50	몸통 1/3등분	🟠
미더덕	100	3/4컵	
바닷가재	70		🟠
새우(깐새우)	50	소 6마리	🟠
새우(대하)	50		🟠
새우(중하)	50	3마리	🟠
소라	50		
전복	70	중 1개	🟠
조갯살	70	1/3컵	
주꾸미	100	소 3마리	
한치	50		
해삼	200	1⅓컵	
홍합	70	1/3컵	

🟠 1교환단위당 콜레스테롤 함량 50 mg 이상

03 식품군의 이해

저지방 어육류군

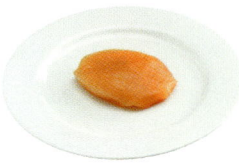 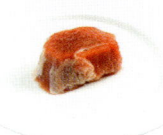 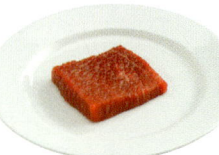 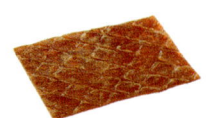

닭고기(가슴살) 40 g　　돼지고기(안심) 40 g　　소고기 40 g (사태, 홍두깨 등)　　육포 15 g 1장

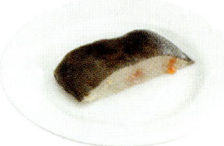 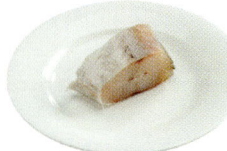 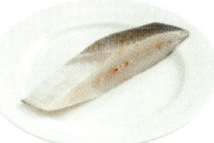 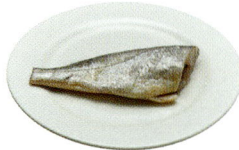

가자미 50 g 소 1토막　　동태 50 g 소 1토막　　병어 50 g 소 1토막　　조기 50 g 소 1토막

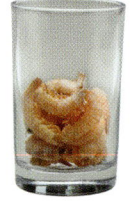 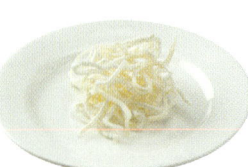 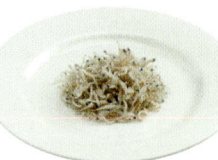 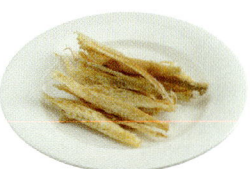

건새우 15 g 1/2컵　　건오징어채 15 g　　멸치 15 g 잔 것 1/4컵　　북어채 15 g

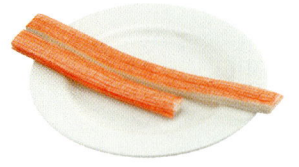 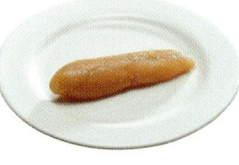 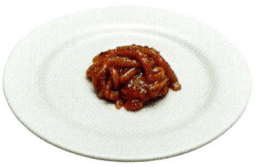

게맛살 50 g　　명란젓 40 g　　오징어젓 40 g

※ 접시 = 지름 16.5 cm, 컵 = 컵(소) 200 mL

식품군의 이해 03

🐟 저지방 어육류군

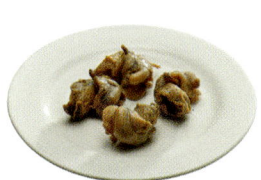
골뱅이통조림 50 g

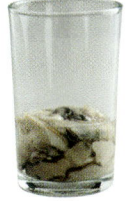
굴 70 g
1/3컵

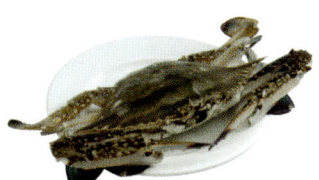
꽃게 70 g
소 1마리

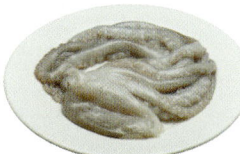
낙지 100 g
중 1마리

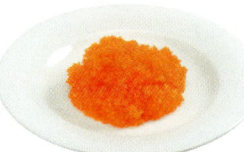
날치알 50 g

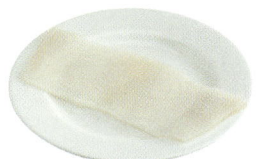
물오징어 50 g
몸통 1/3등분

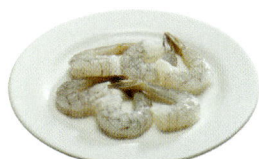
새우(깐새우) 50 g
소 6마리

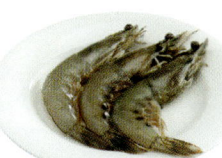
새우(중하) 50 g
3마리

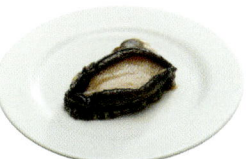
전복 70 g
중 1개

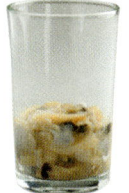
조갯살 70 g
1/3컵

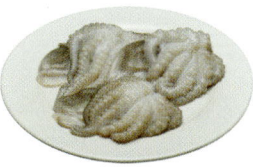
주꾸미 100 g
소 3마리

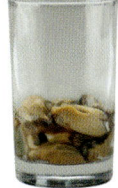
홍합 70 g
1/3컵

※ 접시 = 지름 16.5 cm, 컵 = 컵(소) 200 mL

03 식품군의 이해

표 7 | 중지방 어육류군 1교환단위 기준 영양소

식품군/영양소	에너지(kcal)	탄수화물(g)	단백질(g)	지방(g)
중지방 어육류군	75	–	8	5

표 8 | 중지방 어육류군 식품

식품명	중량(g)	목측량	비고
고기류			
닭발(삶은 것)	40		
닭고기(껍질포함)	40	닭다리 1개	
돼지고기	40		
돼지곱창	40		🟡💧
소고기(등심)	40		💧
소고기(양지)	40		
소곱창	40		🟡💧
훈제오리(껍질제거)	40		
생선류			
갈치	50	소 1토막	
고등어	50	소 1토막	
고등어통조림	50	소 1토막	
꽁치	50	소 1토막	
메로	50		
임연수	50	소 1토막	
장어	50	소 1토막	🟡
참치	50	소 1토막	
훈제연어	50		

식품군의 이해 03

식품명	중량(g)	목측량	비고
가공품			
번데기통조림	80		
런천미트	40	1장(9×4.5×0.7 cm)	
리코타치즈	30		
모짜렐라치즈	30		💧
슬라이스햄	40		
어묵(튀긴 것)	50	1장(18×10.5 cm)	
피자치즈	30		💧
햄(로스)	40	2장(8×6×0.8 cm)	
알류			
달걀	55	중 1개	🥚
메추리알	55	6개	🥚
콩류 및 콩가공품			
검정콩	20	2큰술	
낫또	40	소포장 1개	
대두(노란콩)	20		
두부	80	1/4모(300 g 포장두부)	
두부면	50		
순두부	200	1/2봉(지름 5×10 cm)	
연두부	150		
쥐눈이콩	20		
콩고기(패티)	40		
콩비지	100		
기타해산물			
성게알	50		

🥚 1교환단위당 콜레스테롤 함량 50 mg 이상
💧 1교환단위당 포화지방산 함량 2 g 이상

03 식품군의 이해

중지방 어육류군

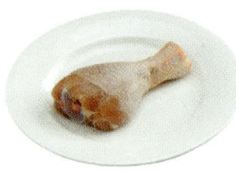 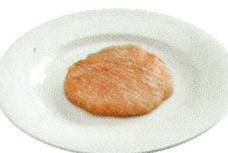 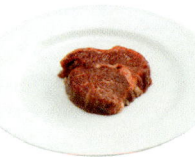 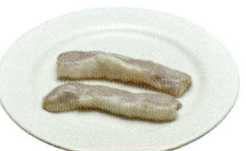

닭고기(껍질포함) 40 g
닭다리 1개 　　돼지고기 40 g 　　소고기(등심) 40 g 　　소곱창 40 g

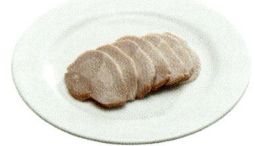 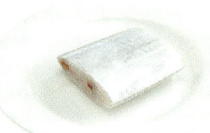 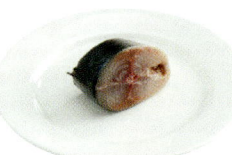

훈제오리(껍질제거) 40 g 　　갈치 50 g
소 1토막 　　고등어 50 g
소 1토막

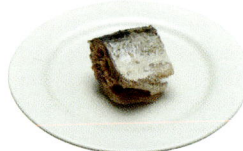 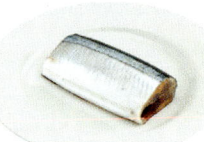 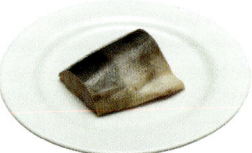

고등어통조림 50 g
소 1토막 　　꽁치 50 g
소 1토막 　　임연수 50 g
소 1토막

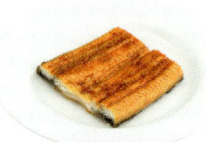 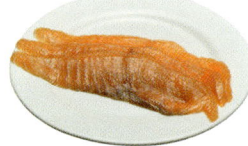 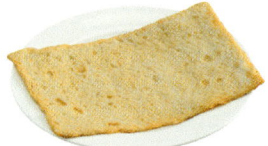

장어 50 g
소 1토막 　　훈제연어 50 g 　　어묵(튀긴 것) 50 g
1장

※ 접시 = 지름 16.5 cm

식품군의 이해 03

🐟 중지방 어육류군

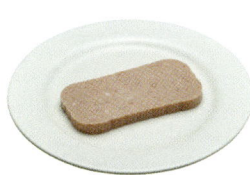 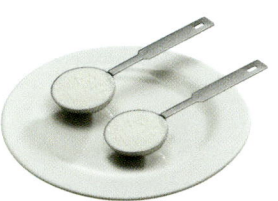 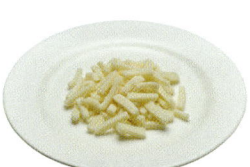

런천미트 40 g / 1장   리코타치즈 30 g   피자치즈 30 g

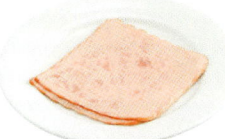 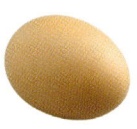 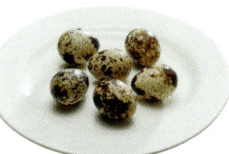

햄(로스) 40 g / 2장   달걀 55 g / 중 1개   메추리알 55 g / 6개

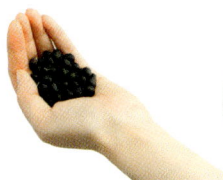 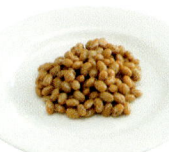 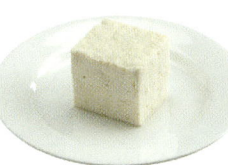 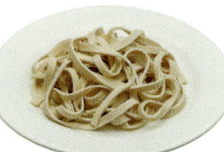

검정콩 20 g / 2큰술   낫또 40 g / 소포장 1개   두부 80 g / 1/4모   두부면 50 g

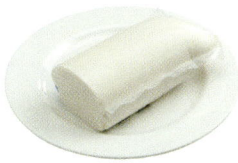 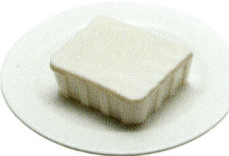 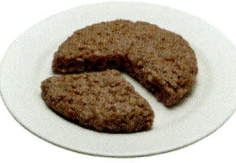 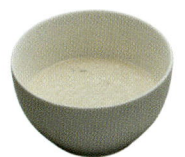

순두부 200 g / 1/2봉   연두부 150 g   콩고기(패티) 40 g / 1/3개   콩비지 100 g

※ 접시 = 지름 16.5 cm, 공기 = 밥그릇(소), 1큰술 = 15 mL

03 식품군의 이해

표 9 | 고지방 어육류군 1교환단위 기준영양소

식품군/영양소	에너지(kcal)	탄수화물(g)	단백질(g)	지방(g)
고지방 어육류군	100	–	8	8

표 10 | 고지방 어육류군 식품

식품명	중량(g)	목측량	비고
고기류			
돼지갈비	40		
돼지대창	40		🟠💧
돼지막창	40		🟠💧
돼지머리	40		💧
돼지족발(조미)	40		
등갈비	40		💧
삼겹살	40		💧
소갈비	40	소 1토막	💧
소꼬리	40		💧
양고기	40		💧
양고기(갈비)	40		💧
생선류			
과메기(꽁치)	25		
꽁치통조림	50		
참치통조림	50		
청어	50	소 1토막	
가공품			
베이컨	40	1 1/4장	💧
비엔나소시지	40	5개	💧

식품군의 이해 03

식품명	중량(g)	목측량	비고
가공품			
체다치즈	30	1.5장	💧
파마산치즈	30	1/3컵	💧
프랑크소시지	40	1 1/3개	💧
콩류 및 가공품			
유부	30	5장(초밥용)	

🌼 1교환단위당 콜레스테롤 함량 50 mg 이상
💧 1교환단위당 포화지방산 함량 2 g 이상

03 식품군의 이해

🐟 고지방 어육류군

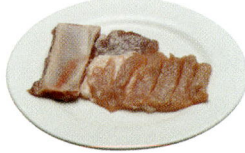
돼지갈비 40 g

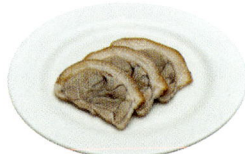
돼지족발(조미) 40 g

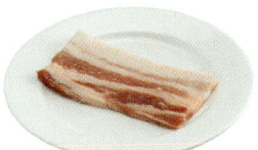
삼겹살 40 g

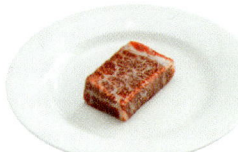
소갈비 40 g
소 1토막

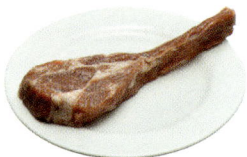
양고기 40 g

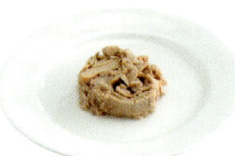
참치통조림 50 g

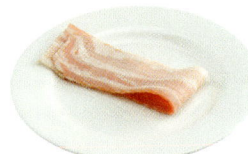
베이컨 40 g
1¼장

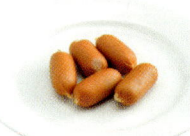
비엔나소시지 40 g
5개

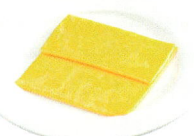
체다치즈 30 g
1.5장

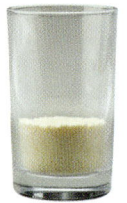
파마산치즈 30 g
1/3컵

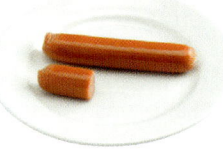
프랑크소시지 40 g
1⅓개

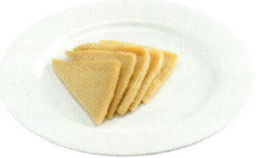
유부 30 g
5장(초밥용)

※ 접시 = 지름 16.5 cm, 컵 = 컵(소) 200 mL

식품군의 이해 03

3) 어육류군 식품 이용 시 고려사항

- 어육류군은 단백질 이외에도 지방이 함유되어 있으므로 지방 함량이 높은 고지방 어육류군 식품보다 저지방, 중지방 어육류군 식품을 활용하여 식사를 구성한다.

- 중지방 어육류군과 고지방 어육류군에는 총 지방 함량뿐만 아니라 포화지방산 함량이 높은 식품이 많으므로 식사 계획 시 주의가 필요하다.

- 고지방 어육류군 식품 중 돼지막창, 등갈비, 소갈비, 양갈비, 유부는 다른 식품에 비해 에너지와 지방이 높은 편이다.

- 내장육 중 곱창, 대창, 막창은 1교환단위당 포화지방산과 콜레스테롤 함량은 높은 반면 상대적으로 단백질 함량은 낮은 편이다.

- 가공품 중 리코타치즈는 다른 치즈류에 비해 단백질 함량이 낮은 편이다.

- 어육류군 식품은 탄수화물 함량이 낮은 특성이 있지만, 이들 식품의 가공품은 제품에 따라 탄수화물을 함유할 수 있으므로 영양정보 확인이 필요하다.

- 콩류와 콩류 가공품은 다른 어육류군 식품에 비해 탄수화물 및 식이섬유 함량이 높은 특성을 가진다.

- 젓갈류의 나트륨 함량은 1교환단위당 800~900 mg으로 높고, 오징어젓과 창란젓은 다른 어육류군 식품에 비해 탄수화물 함량이 높은 편이므로 식사 계획 시 이를 고려한다.

- 표시된 식품은 1교환단위당 콜레스테롤 함량이 50 mg 이상이다.

- 표시된 식품은 1교환단위당 포화지방산 함량이 2 g 이상이다.

03 식품군의 이해

표 11 | **어육류군 식품 조리 후 중량 변화**

조리 전 식품 중량	조리 후 식품 중량
소고기 40 g	불고기 35 g, 로스구이 30 g, 사태찜 30 g, 완자전 30 g, 장조림 25 g
닭고기 40 g	닭조림 35 g, 닭가슴살구이 30 g
돼지고기 40 g	목살구이 30 g, 삼겹살구이 30 g
생선류 50 g	갈치구이 45 g, 조기구이 45 g, 삼치구이 45 g, 갈치조림 45 g, 조기조림 50 g, 삼치조림 50 g
두부 80 g	두부조림 80 g, 두부부침 65 g
물오징어 50 g	물오징어볶음 40 g, 물오징어 삶은 것 40 g

식품군의 이해 03

3. 채소군

1) 특징

채소군에 속하는 식품은 다른 식품군에 비해 비교적 에너지가 적고 비타민, 무기질, 식이섬유가 많은 특징이 있으며 채소류, 채소주스, 해조류, 버섯류, 김치류, 피클·장아찌류 등이 포함된다.
채소군에 속하는 식품의 종류와 1교환단위의 중량은 표 13과 같다.

대표식품
- 채소류 70 g(뿌리채소 40 g, 건채소 7 g, 채소주스 50 g)
- 해조류 70 g(김 2 g)
- 버섯류 50 g(건버섯 7 g)
- 김치류 50 g(물김치류 70 g)
- 피클·장아찌류 20 g

2) 1교환단위 기준 영양소 및 식품

표 12 | **1교환단위 기준 영양소**

식품군/영양소	에너지(kcal)	탄수화물(g)	단백질(g)	지방(g)
채소군	20	3	2	-

03 식품군의 이해

표 13 | 채소군 식품

식품명	중량(g)	목측량	비고
채소류			
가지	70	지름 3×10 cm	
겨자잎	70		
고구마줄기	70	익혀서 1/3컵	
고비	70		🌾
고사리(삶은 것)	70	1/3컵	
고수(향채)	70		
고춧잎	40		
근대	70	익혀서 1/3컵	
깻잎	40	20장	
냉이	70		📦🌾
늙은호박	70		📦
단호박	40	1/10개(지름 10 cm)	📦
달래	70		
대파	40		
돌나물	70		
돌미나리	70		
두릅	70		🌾
로메인상추	70		🌾
루꼴라	70		
마늘종	40		📦
머위	70		
모듬새싹	40		
무순	70		

식품군의 이해 03

식품명	중량(g)	목측량	비고
채소류			
무청(삶은 것)	70		🌾
미나리	70		🌾
배추	70	중 3잎(알배기배추 15×6 cm)	
부추	70		
붉은양배추	70	1/5개(9×4×6 cm)	📦🌾
브로콜리	70		
상추	70	소 12장	
샐러리	70	6개(길이 6 cm)	
숙주	70	익혀서 1/3컵	
시금치	70	익혀서 1/3컵	
쑥	40		
쑥갓	70	익혀서 1/3컵	
아스파라거스	70		
아욱	70	익혀서 1/3컵	📦🌾
알로에	70		
애호박	70	지름 6.5×2.5 cm	
양배추	70		📦
양배추(방울다다기)	40		
양상추	70		
양파	70		
어린잎채소	70		
여주	70		🌾
열무	70		
오이	70	중 1/3개	

1. 식품교환표

03 식품군의 이해

식품명	중량(g)	목측량	비고
채소류			
오이고추	70		
죽순	70		
죽순(통조림)	70		
참나물	70		
청경채	70		
취나물(참취)	40		🌾
치커리	70		
케일	70	잎넓이 30 cm(1.5장)	
콜라비	70		
콜리플라워	70		🌾
콩나물	70		
파프리카	70	중 1/2개	
풋고추	70	중 7~8개	🌾
풋마늘	70		📦🌾
피망	70	대 1개	
뿌리채소			
마늘	15	4쪽	
당근	70	지름 4×5 cm	
무	70	지름 8×1.5 cm	
더덕	40		📦🌾
도라지	40		📦
비트	40		
연근	40	썰은 것 5쪽	📦
우엉	40		📦

식품군의 이해 03

식품명	중량(g)	목측량	비고
건채소류			
곤드레(건조)	7		🍞
늙은호박(건조)	7		🍞
무말랭이	7	불려서 1/3컵	
취나물(참취, 건조)	7		🌾
채소주스			
당근주스	50	1/4컵	🍞
해조류			
김	2	1장	
조미김	4	8절 포장김 1개	
매생이	20		
미역(생것)	70		🌾🧂
미역줄기(삶은 것)	70		🌾🧂
우뭇가사리, 우무	70		
톳	70		
파래	70		
버섯류			
느타리버섯	50	7개(8 cm)	
만가닥버섯	50		
새송이버섯	50		
송이버섯	50	소 2개	
양송이버섯	50	3개(지름 4.5 cm)	
팽이버섯	50		
표고버섯	50	대 3개	🍞🌾
표고버섯(건조)	7		

1. 식품교환표 45

03 식품군의 이해

식품명	중량(g)	목측량	비고
버섯류			
목이버섯(건조)	7		🌾
김치류			
갓김치	50		🧂
깍두기	50	10개(사방 1.5 cm 크기)	🧂
배추김치	50	6~7개(4.5 cm)	🧂
열무김치	50		🧂
오이소박이	50		🧂
총각김치	50	2개	🧂
나박김치	70		🧂
동치미	70		🧂
피클·장아찌류			
단무지	20		🧂
명이나물장아찌	20		🧂
오이피클	20		📦 🧂
할라피뇨통조림	20		🧂

- 📦 1교환단위당 탄수화물 5 g 이상
- 🌾 1교환단위당 식이섬유 2.5 g 이상
- 🧂 1교환단위당 나트륨 100 mg 이상

식품군의 이해 03

채소군

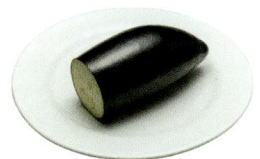
가지 70 g

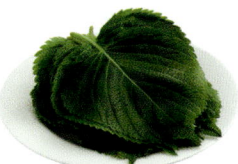
깻잎 40 g
20장

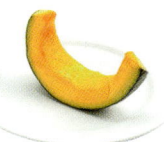
단호박 40 g
1/10개

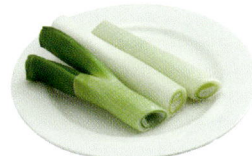
대파 40 g

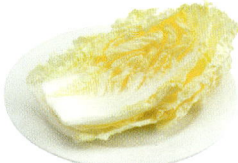
배추 70 g
중 3잎

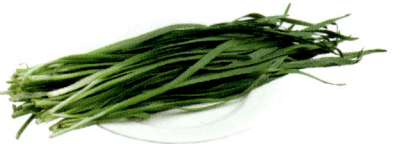
부추 70 g

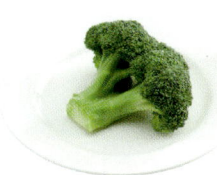
브로콜리 70 g

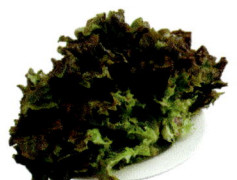
상추 70 g
소 12장

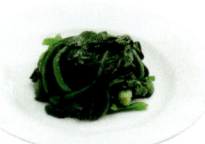
시금치 70 g
익혀서 1/3컵

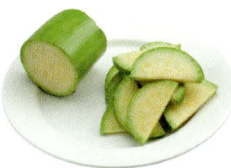
애호박 70 g

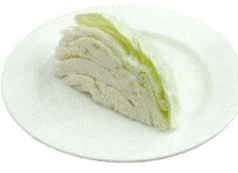
양배추 70 g

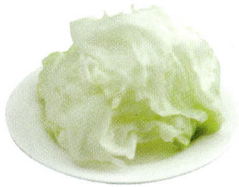
양상추 70 g

※ 접시 = 지름 16.5 cm

03 식품군의 이해

채소군

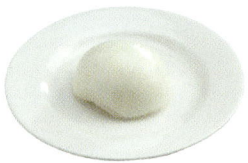
양파 70 g

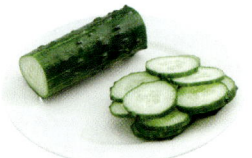
오이 70 g
중 1/3개

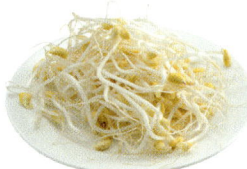
콩나물 70 g

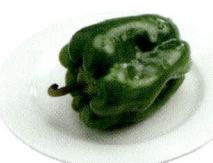
피망 70 g
대 1개

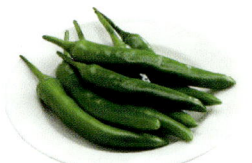
풋고추 70 g
중 7~8개

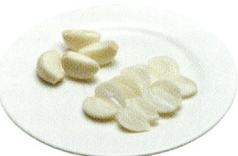
마늘 15 g
4쪽

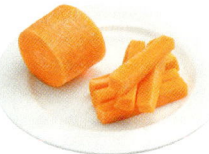
당근 70 g
대 1/3개

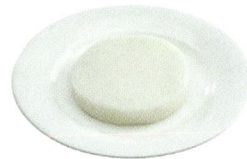
무 70 g

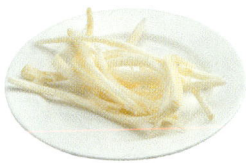
도라지 40 g

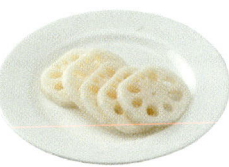
연근 40 g
썰은 것 5쪽

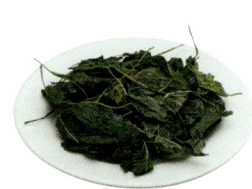
취나물(참취, 건조) 7 g

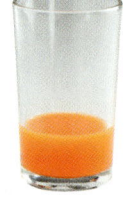
당근주스 50 g
1/4컵

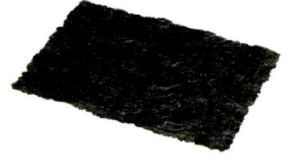
김 2 g
1장

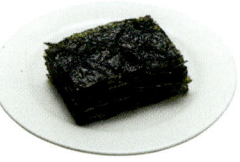
조미김 4 g
8절 포장김 1개

※ 접시 = 지름 16.5 cm, 컵 = 컵(소) 200 mL

식품군의 이해 03

채소군

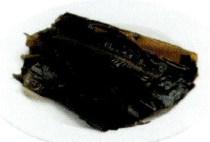 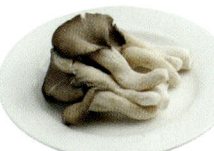 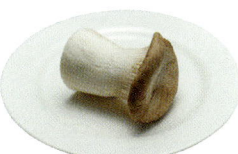

미역(생것) 70 g   느타리버섯 50 g   새송이버섯 50 g
                   7개

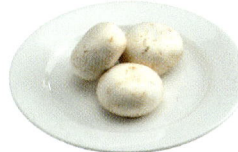 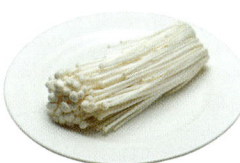 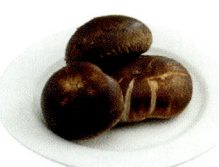

양송이버섯 50 g   팽이버섯 50 g   표고버섯 50 g
3개   대 3개

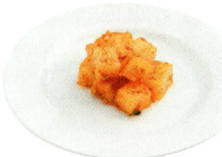 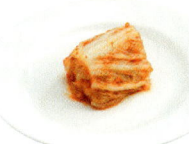 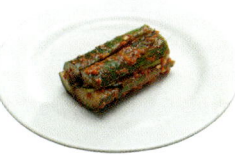

깍두기 50 g   배추김치 50 g   오이소박이 50 g
10개   6~7개

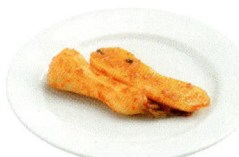 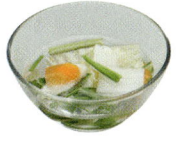 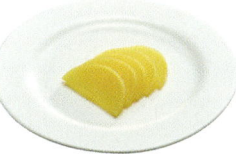 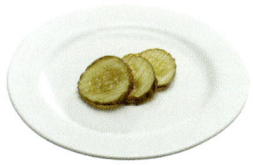

총각김치 50 g   나박김치 70 g   단무지 20 g   오이피클 20 g
2개

※ 접시 = 지름 16.5 cm

03 식품군의 이해

3) 채소군 식품 이용 시 고려사항

- 대부분의 채소류는 에너지가 비교적 적고 식이섬유가 많으므로 충분히 섭취하도록 식사를 계획한다.

- 다만 🎲 표시된 식품은 1교환단위당 탄수화물이 함량이 5 g 이상인 채소이므로 탄수화물의 제한이 필요한 경우 전반적인 영양소 섭취 조성의 조절을 위해 과잉 섭취는 주의하여야 한다. 탄수화물 고함량 채소군 종류에는 곤드레, 냉이, 늙은호박, 단호박, 더덕, 도라지, 마늘종, 붉은양배추, 아욱, 양배추, 연근, 우엉, 풋마늘, 당근주스, 표고버섯, 오이피클 등이 있다.

- 🌾 표시된 식품은 식이섬유가 풍부한 채소로 1교환단위당 식이섬유 함량이 2.5 g 이상이다. 해당되는 채소군 종류에는 고비, 냉이, 더덕, 두릅, 로메인상추, 무청, 미나리, 붉은양배추, 아욱, 여주, 취나물(참취), 콜리플라워, 풋고추, 풋마늘, 미역, 미역줄기, 표고버섯, 목이버섯 등이 있다.

- 🧂 표시된 식품은 1교환단위당 나트륨 함량이 100 mg 이상이므로 나트륨을 제한한 식사 계획 시 고려하도록 한다. 나트륨 고함량 채소군 종류에는 미역, 미역줄기, 김치류 및 피클·장아찌류 등이 있다.

- 채소에는 다양한 종류의 생리활성물질이 있으므로 매일 다양한 색깔의 채소를 섭취하도록 한다.

식품군의 이해 03

4. 지방군

1) 특징

지방군에 속하는 식품은 필수지방산 공급과 지용성 영양소 흡수를 위해 섭취해야 한다. 주로 간식이나 조리 시 사용하는 견과·종실류, 고체성 기름, 드레싱, 식물성 기름 등이 포함된다.
지방군에 속하는 식품의 종류와 1교환단위의 중량은 표 15와 같다.

대표식품
- 견과, 종실류 8 g
- 드레싱류 15 g
- 식물성 기름류 5 g

2) 1교환단위 기준 영양소 및 식품

표 14 | 1교환단위 기준 영양소

식품군/영양소	에너지(kcal)	탄수화물(g)	단백질(g)	지방(g)
지방군	45	-	-	5

03 식품군의 이해

표 15 | 지방군 식품

식품명	중량(g)	목측량	비고
견과 · 종실류			
검정깨(건조)	8	1큰술	
검정깨(볶은 것)	8	1큰술	
들깨(건조)	8	1큰술	
들깨(볶은 것)	8	1큰술	
땅콩(볶은 것)	8	8개(1큰술)	
마카다미아(조미볶은 것)	8	3개	
브라질너트(건조)	8	2개	
브라질너트(조미볶은 것)	8		
아마씨(볶은 것)	8		
아몬드(볶은 것)	8	8개	
잣	8	50개(1큰술)	
참깨(건조)	8	1큰술	
참깨(볶은 것)	8	1큰술	
치아씨(건조)	8		
캐슈넛(조미볶은 것)	8	5개	
코코넛(건조)	8		💧
코코넛(볶은 것)	8		💧
피스타치오(볶은 것)	8	12개	
피칸(건조)	8		
피칸(조미볶은 것)	8		
해바라기씨(건조)	8	1큰술	
호두(건조)	8	중 1.5개	
호박씨(건조)	8		
호박씨(조미볶은 것)	8		

식품군의 이해 03

식품명	중량(g)	목측량	비고
고체성 기름			
땅콩버터	8		
마가린	5	1작은술	💧
버터	5	1작은술	💧
쇼트닝	5	1작은술	💧
드레싱			
라이트 마요네즈	15	1큰술	
마요네즈	8		
사우전드 드레싱	15		
프렌치 드레싱	15		
식물성 기름			
들기름	5	1작은술	
땅콩기름	5	1작은술	
미강유	5	1작은술	
아마씨유	5	1작은술	
아보카도유	5	1작은술	
옥수수유	5	1작은술	
올리브유	5	1작은술	
유채씨유	5	1작은술	
홍화씨유	5	1작은술	
참기름	5	1작은술	
코코넛유	5	1작은술	💧
콩기름	5	1작은술	
팜유	5	1작은술	💧
포도씨유	5	1작은술	

03 식품군의 이해

식품명	중량(g)	목측량	비고
식물성 기름			
해바라기유	5	1작은술	
기타			
아보카도	30		
올리브(절임)	30	7개	
코코넛밀크	20		💧
크림치즈	15		💧

💧 1교환단위당 포화지방산 함량 2 g 이상

식품군의 이해 03

지방군

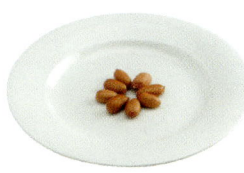
땅콩(볶은 것) 8 g
8개(1큰술)

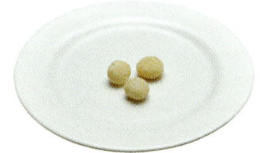
마카다미아(조미볶은 것) 8 g
3개

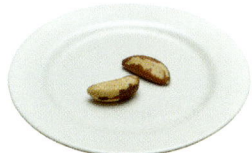
브라질너트(건조) 8 g
2개

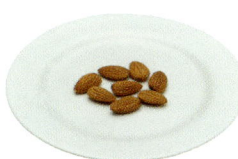
아몬드(볶은 것) 8 g
8개

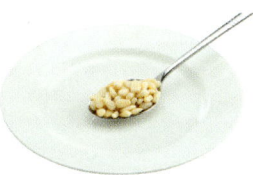
잣 8 g
50개(1큰술)

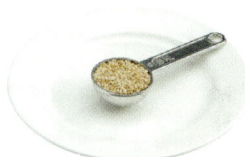
참깨(볶은 것) 8 g
1큰술

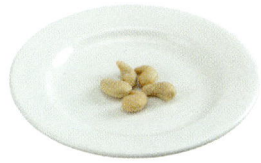
캐슈넛(조미볶은 것) 8 g
5개

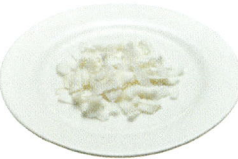
코코넛(건조) 8 g

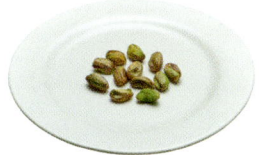
피스타치오(볶은 것) 8 g
12개

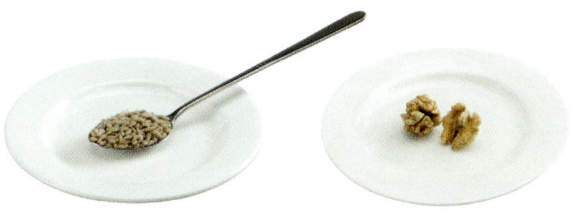
해바라기씨(건조) 8 g
1큰술

호두(건조) 8 g
중 1.5개

※ 접시 = 지름 16.5 cm, 1큰술 = 15 mL

03 식품군의 이해

지방군

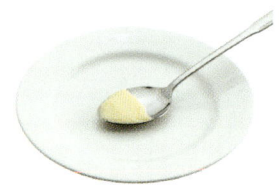
버터 5 g
1작은술

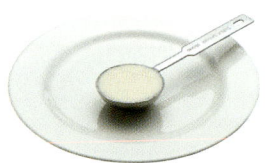
라이트 마요네즈 15 g
1큰술

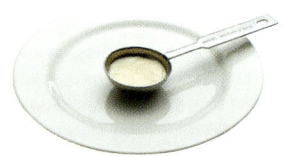
마요네즈 8 g

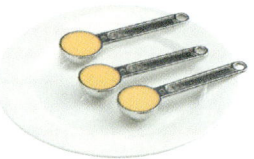
사우전드 드레싱 15 g

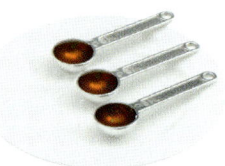
프렌치 드레싱 15 g

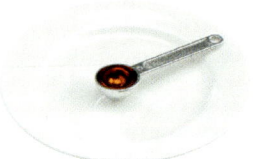
참기름 5 g
1작은술

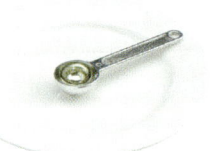
콩기름 5 g
1작은술

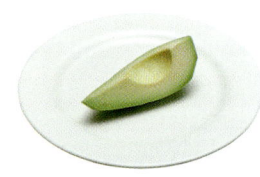
아보카도 30 g

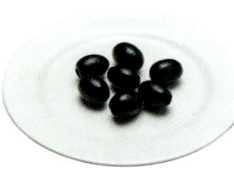
올리브(절임) 30 g
7개

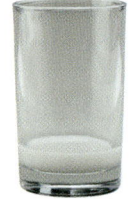
코코넛밀크 20 g

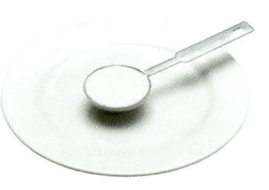
크림치즈 15 g

※ 접시 = 지름 16.5 cm, 1작은술 = 5 mL, 1큰술 = 15 mL, 컵 = 컵(소) 200 mL

식품군의 이해 03

3) 지방군 식품 이용 시 고려사항

- 지방군에 속한 모든 식품은 소량의 섭취로도 높은 에너지를 내므로, 적정 체중을 유지하기 위해서는 과량 섭취하지 않도록 한다.

- 튀김, 전 등의 조리법보다는 볶음, 무침류 등의 조리법을 권장한다.

- 조리 시에는 고체성 기름(버터, 마가린 등)보다는 식물성 기름(참기름, 들기름, 콩기름 등의 식용유)의 사용을 고려한다.

- 단일불포화지방산 함량이 높은 식품으로는 마카다미아, 아몬드, 캐슈넛, 피칸 등의 견과류와 올리브유, 유채씨유, 홍화씨유 등이 있다.

- 오메가 3 지방산 함량이 높은 식품으로는 들깨, 들기름, 아마씨, 호두, 유채씨유 등이 있다.

- 가공식품을 이용 시에는 영양표시를 통해 지방, 포화지방산, 트랜스지방산 및 콜레스테롤 함량을 확인한다.

- 동일한 식품의 경우, 가능한 저지방, 무지방, 저트랜스지방산 등의 영양소 함량 강조표시가 있는 식품을 주로 선택한다.

- 💧 표시된 식품은 포화지방산이 많으므로 사용을 최소화한다.

03 식품군의 이해

5. 우유군

1) 특징

우유군에 속하는 식품은 단백질, 지방, 유당 및 칼슘, 리보플라빈 등 다양한 무기질과 비타민이 포함되어 있으며, 지방 함량에 따라 저지방우유, 일반우유 2가지 군으로 분류한다.
우유군에 속하는 식품의 종류와 1교환단위의 중량은 표 17, 표 18과 같다.

대표식품
- 우유류 200 mL
- 요구르트류 100 mL
- 분유류 25 g

2) 1교환단위 기준 영양소 및 식품

표 16 | 1교환단위 기준 영양소

식품군/영양소	에너지(kcal)	탄수화물(g)	단백질(g)	지방(g)
저지방우유군	80	10	6	2
일반우유군	125	10	6	7

식품군의 이해 03

표 17 | 저지방우유군 식품

식품명	중량(g)	목측량	비고
떠먹는 요구르트(플레인)	100	1/2컵	💧
액상요구르트(농후, 플레인)	100	1/2컵	
저지방우유	200	1컵(1팩)	
탈지분유	25		

표 18 | 일반우유군 식품

식품명	중량(g)	목측량	비고
그릭요구르트	100	1/2컵	💧
두유(무가당)	200	1컵(1팩)	
산양유	200		💧
우유	200	1컵(1팩)	💧
유당분해우유	200		💧
전지분유	25	1/4컵	💧
조제분유	25		💧

💧 1교환단위당 포화지방산 함량 2 g 이상

03 식품군의 이해

우유군

저지방우유

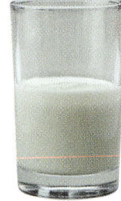
떠먹는 요구르트(플레인) 100 g
1/2컵

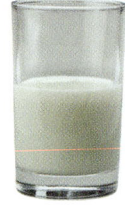
액상요구르트(농후, 플레인) 100 mL
1/2컵

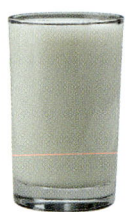
저지방우유 200 mL
1컵(1팩)

일반우유

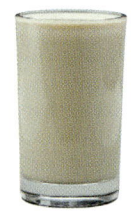
두유(무가당) 200 mL
1컵(1팩)

우유 200 mL
1컵(1팩)

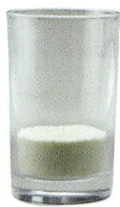
전지분유 25 g
1/4컵

※ 컵 = 컵(소) 200 mL

3) 우유군 식품 이용 시 고려사항

- 우유 및 유제품은 칼슘과 단백질의 좋은 급원 식품이다.
- 저지방우유군은 일반우유군에 비하여 포화지방산과 콜레스테롤의 함량이 적다.
- 가당우유(초코우유, 딸기우유, 바나나우유 등)는 당류 함량이 높고, 칼슘 함량이 낮으므로 피하고 대신 흰우유를 선택한다.

6. 과일군

1) 특징

과일군에 속하는 식품의 주된 영양소는 탄수화물이며 생과일, 건과일, 통조림, 주스류가 포함된다.
과일군에 속하는 식품의 종류와 1교환단위의 중량은 표 20과 같다.

대표식품
- 생과일류 50~250 g
- 건과일 15 g
- 통조림류 70 g
- 주스류 100 mL

2) 1교환단위 기준 영양소 및 식품

표 19 | 1교환단위 기준 영양소

식품군/영양소	에너지(kcal)	탄수화물(g)	단백질(g)	지방(g)
과일군	50	12	–	–

03 식품군의 이해

표 20 | 과일군 식품

식품명	중량(g)	목측량	비고
생과일			
금귤	50	6개	
대추	50		
두리안	50		
패션프루트	50		🌾
단감	80	대 1/3개	🌾
연시	80	소 1개	🌾
리치	80	5알	
망고	80	1/2개	
망고스틴	80		
무화과	80	1개	
바나나	80	중 2/3개	
석류	80		🌾
애플망고	80		
앵두	80		
체리	80	8알	
키위(골드)	80	중 1개	
키위(그린)	80	중 1개	
포도	80	소 19알	
포도(거봉)	80	9알	
포도(샤인머스켓)	80	5알	
포도(켐벨)	80		
귤	100	대 1개	
매실	100	중 6개	

식품군의 이해 03

식품명	중량(g)	목측량	비고
생과일			
배	100	대 1/5개	
복숭아(백도)	100	대 1/2개	🌾
복숭아(황도)	100		🌾
블루베리	100		🌾
블루베리(냉동)	100		🌾
사과(부사)	100	중 1/2개	🌾
사과(아오리)	100		
산딸기	100		🌾
오렌지	100	대 1/2개	
용과	100		
유자(과육)	100		🌾
자두	100	대 1개	
참외	100	대 1/2개	🌾
파인애플	100		🌾
한라봉	100		
딸기	150	중 7개	
멜론(머스크)	150	1/10개	🌾
복숭아(천도)	150	소 2개	🌾
살구	150		🌾
수박	150	중 1쪽	
자몽	150	중 1/2개	
파파야	150		🌾
방울토마토	200	중 15개	🌾
토마토	250	대 1개	🌾

03 식품군의 이해

식품명	중량(g)	목측량	비고
건과일			
곶감	15	소 1/2개	
대추(건조)	15	5개	
무화과(건조)	15	3개	🌾
바나나(건조)	15	5개	
블루베리(건조)	15		🌾
자두(건조)	15		
크렌베리(건조)	15		
포도(건조)	15	1큰술	
통조림			
귤(통조림)	70		
백도(통조림)	70		
블루베리(통조림)	50		
파인애플(통조림)	70		
황도(통조림)	70		🌾
후르츠칵테일(통조림)	70		
주스류			
배주스	100	1/2컵	
사과주스	100	1/2컵	
오렌지주스	100	1/2컵	
토마토주스	100	1/2컵	
파인애플주스	100	1/2컵	
포도주스	100	1/2컵	

🌾 1교환단위당 식이섬유 2.5 g 이상

식품군의 이해 03

과일군

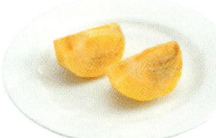
단감 80 g
대 1/3개

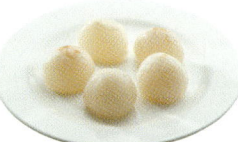
리치 80 g
5알

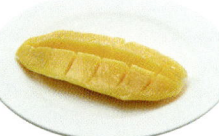
망고 80 g
1/2개

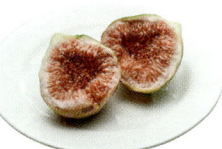
무화과 80 g
1개

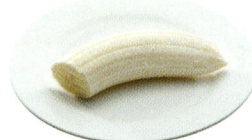
바나나 80 g
중 2/3개

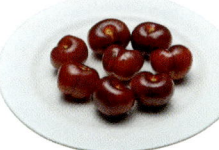
체리 80 g
8알

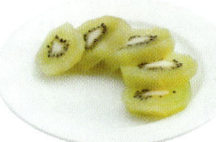
키위(그린) 80 g
중 1개

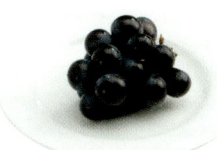
포도 80 g
소 19알

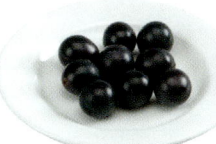
포도(거봉) 80 g
9알

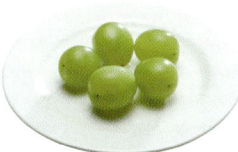
포도(샤인머스켓) 80 g
5알

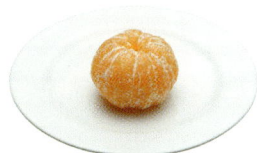
귤 100 g
대 1개

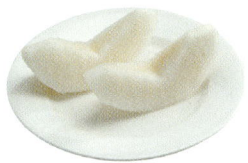
배 100 g
대 1/5개

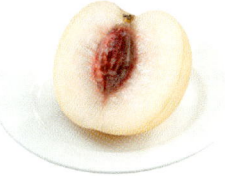
복숭아(백도) 100 g
대 1/2개

※ 접시 = 지름 16.5 cm

03 식품군의 이해

과일군

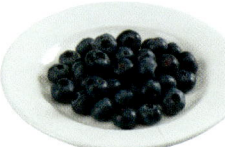
블루베리 100 g

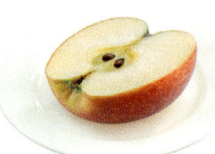
사과(부사) 100 g
중 1/2개

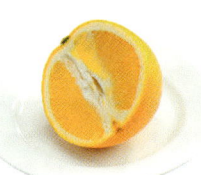
오렌지 100 g
대 1/2개

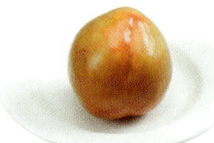
자두 100 g
대 1개

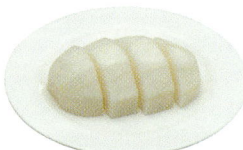
참외 100 g
대 1/2개

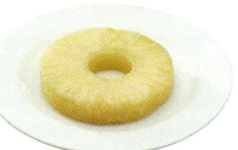
파인애플 100 g

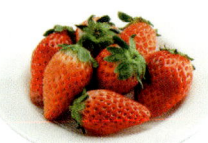
딸기 150 g
중 7개

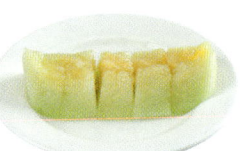
멜론(머스크) 150 g
1/10개

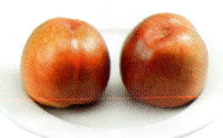
복숭아(천도) 150 g
소 2개

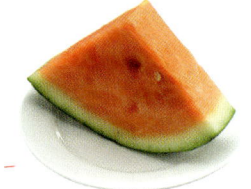
수박 150 g
중 1쪽

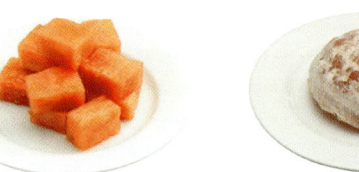
자몽 150 g
중 1/2개

※ 접시 = 지름 16.5 cm

식품군의 이해 03

🍇 과일군

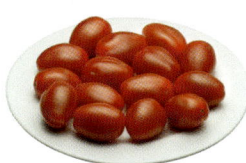
방울토마토 200 g
중 15개

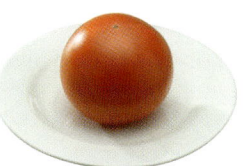
토마토 250 g
대 1개

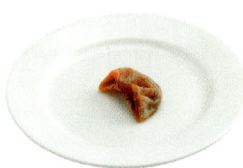
곶감 15 g
소 1/2개

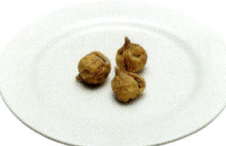
무화과(건조) 15 g
3개

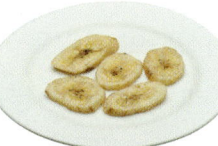
바나나(건조) 15 g
5개

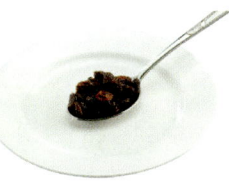
포도(건조) 15 g
1큰술

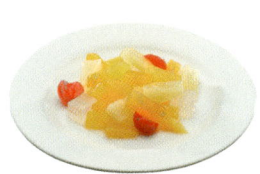
후르츠칵테일(통조림) 70 g

오렌지주스 100 mL
1/2컵

※ 접시 = 지름 16.5 cm, 컵 = 컵(소) 200 mL, 1큰술 = 15 mL

03 식품군의 이해

3) 과일군 식품 이용 시 고려사항

- 과일군 식품의 주된 영양소는 탄수화물이므로 필요량 이상 섭취 시 급격한 혈당 상승을 초래할 수 있다. 식사 계획 시 별도의 간식으로 구성하거나 식사와 함께 섭취할 수 있다.

- 🌾 표시된 식품은 식이섬유가 풍부한 과일로 1교환단위당 식이섬유 함량이 2.5 g 이상이다.

- 과일은 주스보다는 생과일로 섭취한다.

- 1교환단위 중량은 가식부의 중량을 의미하며, 껍질 또는 씨로 인한 폐기율을 고려해 섭취량을 결정한다.

2
건강한 당뇨병 식사 계획

01 건강한 당뇨병 식사 계획 원칙

- 규칙적인 식사습관
- 알맞은 에너지 섭취
- 탄수화물, 단백질, 지방의 균형 있는 배분
- 비타민, 무기질의 적절한 섭취
- 설탕이나 꿀 등 당류 섭취 주의
- 나트륨 섭취 주의
- 금주
- 약물요법, 운동요법과의 조화

당뇨병 관리에서 식사요법은 매우 중요한 역할을 한다. 당뇨병환자만을 위한 특별한 식사가 필요한 것은 아니며 건강을 유지할 수 있는 식사방법과 동일하다. 식사계획에서 가장 먼저 염두에 두어야 할 것은 치료 목표에 맞는 에너지 섭취량을 결정하는 것이다. 1일 섭취 에너지는 환자의 목표 체중과 일상생활에서 활동량에 따라 개별화한다.

식품교환표를 이용한 식사 계획 02

1. 1일 섭취 에너지 계산하기

1) 표준체중 계산

표준체중을 구하는 방법에는 여러 가지 방법이 있으나 비교적 쉽게 이용할 수 있는 방법은 다음과 같다.

> 남자: 표준체중 (kg) = 키 (m)의 제곱 × 22
> 여자: 표준체중 (kg) = 키 (m)의 제곱 × 21

2) 1일 에너지 필요량 계산하기

성인의 하루 필요 에너지는 각 환자의 표준체중과 활동도에 따라 다르다. 예를 들면 운동선수나 심한 노동일을 하는 환자의 경우는 하루 종일 의자에 앉아 사무를 보는 환자보다 더 많은 에너지를 필요로 한다. 1일 필요 에너지를 계산하는 방법은 다음과 같다.

> 육체활동이 거의 없는 경우 : 표준체중 × 25~30 (kcal/일)
> 보통의 육체활동을 하는 경우 : 표준체중 × 30~35 (kcal/일)
> 심한 육체활동을 하는 경우 : 표준체중 × 35~40 (kcal/일)

임신부나 수유부는 1일 에너지 필요량이 많아지므로 위에서 계산한 에너지에 임신 주수에 따른 추가 에너지를 고려하여야 한다. 어린이나 청소년의 경우는 성장을 고려한 1일 에너지 필요량을 산정하며 표 21을 참조한다. 운동종류에 따른 시간당 소모되는 에너지는 표 22와 같다.

02 식품교환표를 이용한 식사 계획

표 21 | 소아와 청소년의 1일 에너지 필요량 산정

구분		필요량 (kcal/day)
생후 1년까지		1,000 kcal
2~10세까지		1,000 + (만 나이 × 100)
11~15세	여자	2,000 + [(만 나이−10) × 50~100]
	남자	2,000 + [(만 나이−10) × 200]
15세 이상	여자	30~35 kcal/kg(성인과 동일하게 산정)
	남자	주로 앉아있는 경우: 30~35 kcal/kg 보통 활동적인 경우: 40 kcal/kg 매우 활동적인 경우: 50 kcal/kg

출처: 대한영양사협회. 임상영양관리지침서 제4판. 2022

식품교환표를 이용한 식사 계획 02

표 22 | 운동 종류에 따른 소비에너지와 지방 1 kg을 감량하기 위해 필요한 시간

소비에너지/ 운동종류	구분 Mets*	체중 50 kg		체중 60 kg		체중 80 kg	
		1시간	지방 1 kg	1시간	지방 1 kg	1시간	지방 1 kg
걷기 (천천히)	2.0	105 kcal	73시간	137 kcal	56시간	168 kcal	46시간
걷기 (시속 4 km)	3.0	158 kcal	49시간	205 kcal	38시간	252 kcal	31시간
걷기 (속보, 시속 6 km)	5.0	263 kcal	29시간	341 kcal	23시간	420 kcal	18시간
달리기 (시속 8 km)	8.0	420 kcal	18시간	546 kcal	14시간	672 kcal	11시간
고정식 자전거 (저강도)	3.0	158 kcal	49시간	205 kcal	38시간	252 kcal	31시간
고정식 자전거 (중강도)	5.5	289 kcal	27시간	375 kcal	21시간	462 kcal	17시간
자전거 (도로)	8.0	420 kcal	18시간	546 kcal	14시간	672 kcal	11시간
수영 (자유형)	6.0	315 kcal	24시간	410 kcal	19시간	504 kcal	15시간
테니스, 배드민턴	7.0	368 kcal	21시간	478 kcal	16시간	588 kcal	13시간
등산	8.0	420 kcal	18시간	546 kcal	14시간	672 kcal	11시간

* METs: metabolic equivalent of task, 대사당량; 1 MET = 3.5 mL/kg/min

출처: 대한비만학회. 비만진료지침 제8판. 2022

02 식품교환표를 이용한 식사 계획

2. 에너지별 식품군 교환단위수 배분의 예

필요한 에너지를 섭취 하고자 할 때 6가지 식품군이 골고루 배분될 수 있도록 식사를 계획하는 것이 중요하다. 영양평가 결과를 토대로 개별화된 식사 계획을 수립할 때 참고할 수 있도록 당뇨병 유형별로 에너지별 식품군 교환단위 배분의 예를 소개하고자 한다. 각 표에서 제시하는 식품군별 교환단위수를 기준으로 식사를 구성하면 1일 에너지 필요량에 맞추어 섭취할 수 있을 뿐만 아니라 다양한 영양소의 필요량을 충족시킬 수 있는 식사구성이 될 수 있다.

식품교환표를 이용한 식사 계획 02

1) 당뇨병(성인)

과체중 또는 비만한 2형당뇨병환자들의 혈당 관리를 위한 가장 중요한 원칙은 '체중 감량'이다. 에너지 섭취 제한과 활동량 증가로 체중을 감소시킬 수 있지만, 체중을 줄이는 동안에도 식사의 균형을 유지하는 것이 중요하다. 필요한 에너지와 체중 조절의 목표는 반드시 의사, 영양사와 상의하여 정하여야 한다.

당뇨병 치료에서 일관되게 이득이 입증된 탄수화물, 단백질, 지방섭취의 이상적인 비율은 없다. 이에 따라 주요 당뇨병 진료지침들도 탄수화물, 단백질, 지방섭취의 적정 비율을 제시하지 않고, 환자의 의학적 상태와 현재 식습관 및 개인적 선호를 기초로 대사목표에 따라 개별화할 것을 권고하고 있다. 하지만 많은 연구에서 탄수화물 섭취량을 줄이는 것은 혈당개선에 효과적이며, 최근의 여러 메타분석 및 체계적 문헌연구에서도 이와 일치된 결과를 보여주었다.

우리나라 당뇨병 성인에게서 적절한 탄수화물 섭취량에 대한 전향연구가 부족하지만, 전체 에너지 섭취량의 65~70%가 탄수화물로 다른 나라에 비해 높은 것을 고려하면 탄수화물 섭취를 줄이도록 권고하는 것은 혈당개선에 도움이 될 수 있다. 지중해식, 저지방식, DASH(Dietary Approaches to Stop Hypertension), 저탄수화물식 식사패턴은 혈당개선과 심혈관질환 예방 등에 대한 장기적인 이득과 안전성이 입증되었다. 또한 일상적인 식사와 차이가 크지 않고, 세부적으로 다양한 식사 방법을 제시하고 있어 여러 방법으로 개별화하여 적용할 수 있다.

표 23은 합병증이 없는 성인 당뇨병환자에게 적용할 수 있도록 혈당 조절을 위한 탄수화물 양의 조절(탄수화물 50~55%)뿐만 아니라 6가지 식품군을 골고루 섭취하면서 에너지와 다양한 영양소 요구량을 충족시킬 수 있도록 에너지별 식품군 교환단위수를 배분한 예이다.

개인의 식습관과 선호도에 따라 탄수화물 섭취량은 조절할 수 있으며 다양한 탄수화물 섭취율에 따른 식품군 교환단위 배분은 표 24(탄수화물 40~45%), 표 25(탄수화물 60~65%)와 같다.

02 식품교환표를 이용한 식사 계획

표 23 | 당뇨병(성인) - 에너지별 식품군 교환단위수 배분의 예(탄수화물 50~55%)

에너지 (kcal)	식품군							영양소구성					
	곡류군	어육류군		채소군	지방군	우유군		과일군	에너지 (kcal)	탄수화물 (g)	단백질 (g)	지방 (g)	탄수화물 (%)	단백질 (%)	지방 (%)
		저지방	중지방			저지방	일반								
1,200	5	1	3	6	3	0	1	1	1,211	155	60	39	51.2	19.8	29.0
1,300	6	1	3	6	3	0	1	1	1,311	178	62	39	54.3	18.9	26.8
1,400	6	2	3	6	3	0	1	1	1,361	178	70	41	52.3	20.6	27.1
1,500	7	2	3	7	4	0	1	1	1,526	204	74	46	53.5	19.4	27.1
1,600	7	3	3	7	4	0	1	1	1,576	204	82	48	51.8	20.8	27.4
1,700	8	3	3	7	4	0	1	1	1,676	227	84	48	54.2	20.0	25.8
1,800	8	3	3	8	5	1	1	1	1,823	240	92	55	52.7	20.2	27.1
1,900	9	3	3	8	5	1	1	1	1,923	263	94	55	54.7	19.6	25.7
2,000	9	3	3	8	5	1	1	2	1,971	275	94	55	55.8	19.1	25.1
2,100	9	3	4	8	6	1	1	2	2,093	275	102	65	52.5	19.5	28.0
2,200	10	3	4	8	6	1	1	2	2,193	298	104	65	54.3	19.0	26.7
2,300	10	3	5	8	6	1	1	2	2,270	298	112	70	52.5	19.7	27.8
2,400	11	3	5	9	6	1	1	2	2,390	324	116	70	54.2	19.4	26.4
2,500	12	3	5	9	6	1	1	2	2,490	347	118	70	55.7	19.0	25.3
2,600	12	3	6	9	7	1	1	2	2,612	347	126	80	53.1	19.3	27.6
2,700	12	3	6	10	8	1	1	3	2,725	362	128	85	53.1	18.8	28.1
2,800	13	3	6	10	8	1	1	3	2,825	385	130	85	54.5	18.4	27.1

식품교환표를 이용한 식사 계획 02

표 24 | 당뇨병(성인)-에너지별 식품군 교환단위수 배분의 예(탄수화물 40~45%)

에너지 (kcal)	식품군							영양소구성						
	곡류군	어육류군		채소군	지방군	우유군		과일군	에너지 (kcal)	탄수화물 (g)	단백질 (g)	지방 (g)	탄수화물 (%)	단백질 (%)	지방 (%)
		저지방	중지방			저지방	일반								
1,500	5	3	4	7	6	1	0	1	1,498	158	86	58	42.2	23.0	34.8
1,800	6	4	4	8	7	2	0	1	1,795	194	104	67	43.2	23.2	33.6
2,100	7	4	5	9	8	2	0	2	2,085	232	116	77	44.5	22.3	33.2

표 25 | 당뇨병(성인)-에너지별 식품군 교환단위수 배분의 예(탄수화물 60~65%)

에너지 (kcal)	식품군							영양소구성						
	곡류군	어육류군		채소군	지방군	우유군		과일군	에너지 (kcal)	탄수화물 (g)	단백질 (g)	지방 (g)	탄수화물 (%)	단백질 (%)	지방 (%)
		저지방	중지방			저지방	일반								
1,500	8	2	2	7	3	0	1	1	1,504	227	68	36	60.4	18.1	21.5
1,800	9	3	2	8	4	0	1	2	1,767	265	80	43	60.0	18.1	21.9
2,100	11	3	2	9	5	1	1	2	2,114	324	92	50	61.3	17.4	21.3

- 이상지질혈증을 동반한 경우 포화지방산의 섭취를 제한하기 위해 저지방우유를 권장한다.
- 우유군이 1일 2교환이상 배분되어 있는 경우, 우유군을 1교환만 섭취하기 원한다면 일반우유군 1교환단위를 대신하여 중지방 어육류군 1교환단위와 과일군 1교환단위로 대체하여 섭취할 수 있다.
- 1일 에너지를 1,400 kcal 이하로 섭취할 경우 다양한 식품을 이용하더라도 한국인 영양소 섭취기준에 못 미칠 수 있으므로 종합영양제의 보충이 필요할 수 있다.

02 식품교환표를 이용한 식사 계획

2) 당뇨병(소아청소년)

소아청소년은 정상적인 성장과 발달을 위해 충분한 에너지 섭취가 필요하며 영양소 요구량은 당뇨병이 없는 소아청소년의 필요량과 유사하다.

성장 및 발달 정도를 주기적으로 평가하고 정상적인 성장이 가능하도록 식사 계획을 조정해야 하며 인슐린 치료 시 평소 섭취량과 활동량에 맞추어야 한다. 최근 비만 아동의 증가로 2형당뇨병의 발병률이 증가하는 추세로 2형당뇨병 소아청소년은 식사를 포함한 생활습관을 개선하여 인슐린저항성을 줄이고 대사 조절을 향상시켜야 한다.

표 26은 1형 및 2형 소아청소년 당뇨병환자들에 적용할 수 있도록 정상적인 성장과 발달을 위해 필요한 단백질, 칼슘 등이 충분하도록 계획한 에너지별 식품군 교환단위수 배분의 예이다.

식품교환표를 이용한 식사 계획 02

표 26 | 당뇨병(소아청소년)-에너지별 식품군 교환단위수 배분의 예(탄수화물 50~60%)

에너지 (kcal)	식품군								영양소구성						
	곡류군	어육류군		채소군	지방군	우유군		과일군	에너지 (kcal)	탄수화물 (g)	단백질 (g)	지방 (g)	탄수화물 (%)	단백질 (%)	지방 (%)
		저지방	중지방			저지방	일반								
1,200	5	1	2	6	3	0	1	2	1,182	167	52	34	56.5	17.6	25.9
1,300	5	1	2	6	3	0	2	2	1,309	177	58	41	54.1	17.7	28.2
1,400	6	1	2	6	3	0	2	2	1,409	200	60	41	56.8	17.0	26.2
1,500	6	1	3	6	3	0	2	2	1,486	200	68	46	53.8	18.3	27.9
1,600	7	1	3	6	3	0	2	2	1,586	223	70	46	56.2	17.7	26.1
1,700	7	2	3	7	4	0	2	2	1,701	226	80	53	53.2	18.8	28.0
1,800	8	2	3	7	4	0	2	2	1,801	249	82	53	55.3	18.2	26.5
1,900	9	2	3	7	4	0	2	2	1,901	272	84	53	57.2	17.7	25.1
2,000	9	2	4	7	5	0	2	2	2,023	272	92	63	53.8	18.2	28.0
2,100	10	2	4	7	5	0	2	2	2,123	295	94	63	55.6	17.7	26.7
2,200	10	2	4	7	5	1	2	2	2,205	305	100	65	55.3	18.2	26.5
2,300	10	3	4	7	6	1	2	2	2,300	305	108	72	53.0	18.8	28.2
2,400	11	3	4	7	6	1	2	2	2,400	328	110	72	54.7	18.3	27.0
2,500	12	3	4	7	6	1	2	2	2,500	351	112	72	56.2	17.9	25.9
2,600	13	3	4	7	6	1	2	2	2,600	374	114	72	57.5	17.6	24.9
2,700	13	3	5	8	6	1	2	2	2,697	377	124	77	55.9	18.4	25.7
2,800	14	3	5	8	6	1	2	2	2,797	400	126	77	57.2	18.0	24.8

02 식품교환표를 이용한 식사 계획

3) 임신당뇨병

임신당뇨병환자의 식사요법은 개개인의 체중이나 활동량에 맞추어 시행해야 하므로 의사와 영양사의 전문적인 도움을 받는 것이 중요하다. 기본적인 원칙은 임신 중 태아의 성장과 임신부의 건강상태를 유지하기 위해 필요한 에너지를 섭취하도록 하고, 목표혈당 범위 안에서 혈당 조절을 위해 탄수화물의 양과 질을 선택하도록 하는 것이다.

임신 중에는 적절한 체중 증가, 정상에 가까운 혈당 유지, 케톤 발생 예방을 위한 식사 계획이 이루어져야 한다. 혈당 조절을 위해 탄수화물 섭취량을 전체 에너지의 50% 내외로 조절하며 태아의 성장 및 산모의 체중 증가를 위해 단백질 섭취를 늘리고, 지방은 동물성지방보다는 식물성기름과 다가불포화지방산이 함유된 식품으로 선택해야 한다. 표 27은 임신당뇨병 또는 당뇨병 임신부에게 적용할 수 있도록 계획한 에너지별 식품군 교환단위수 배분의 예이다.

식품교환표를 이용한 식사 계획 | 02

표 27 | 임신당뇨병 – 에너지별 식품군 교환단위수 배분의 예(탄수화물 50% 내외)

식품군									영양소구성						
에너지 (kcal)	곡류군	어육류군		채소군	지방군	우유군		과일군	에너지 (kcal)	탄수화물 (g)	단백질 (g)	지방 (g)	탄수화물 (%)	단백질 (%)	지방 (%)
		저지방	중지방			저지방	일반								
1,500	5	2	4	7	4	1	1	1	1,485	168	84	53	45.3	22.6	32.1
1,600	6	2	4	7	4	1	1	1	1,585	191	86	53	48.2	21.7	30.1
1,700	6	2	4	8	5	1	1	2	1,698	206	88	58	48.5	20.7	30.8
1,800	7	2	4	8	5	1	1	2	1,798	229	90	58	51.0	20.0	29.0
1,900	7	2	5	8	5	1	1	2	1,875	229	98	63	48.9	20.9	30.2
2,000	8	2	5	8	5	1	1	2	1,975	252	100	63	51.0	20.3	28.7
2,100	8	3	5	9	6	1	1	2	2,090	255	110	70	48.8	21.1	30.1
2,200	9	3	5	9	6	1	1	2	2,190	278	112	70	50.8	20.4	28.8
2,300	9	3	6	9	6	1	1	3	2,315	290	120	75	50.1	20.7	29.2
2,400	9	3	6	9	6	2	1	3	2,397	300	126	77	50.1	21.0	28.9
2,500	10	3	6	9	6	2	1	3	2,497	323	128	77	51.7	20.5	27.8

02 식품교환표를 이용한 식사 계획

4) 당뇨병신장질환

당뇨병신장질환을 동반한 경우에도 일반인과 동일하게 단백질을 섭취하도록 권고하고 있다. 전통적으로 단백질 섭취제한은 알부민뇨가 있거나 사구체여과율이 감소한 환자에게서 신장질환의 진행을 지연시키기 위해 제안되었는데, 많은 연구들은 이러한 경우에서도 단백질섭취를 제한할 필요에 대한 근거가 부족함을 보여주었다. 진행된 당뇨병신장질환의 경우 전반적인 건강을 저해하거나 저알부민혈증, 영양불량이 발생할 수 있으므로 단백질 영양상태를 주의깊게 관찰해야 한다.

표 28은 당뇨병신장질환이 있는 당뇨병환자에게 적용할 수 있는 에너지별 식품군 교환단위수 배분의 예이다.

식품교환표를 이용한 식사 계획 | 02

표 28 | 당뇨병신장질환-에너지별 식품군 교환단위수 배분의 예(단백질 15%미만)

에너지 (kcal)	식품군								영양소구성						
	곡류군	어육류군		채소군	지방군	우유군		과일군	에너지 (kcal)	탄수화물 (g)	단백질 (g)	지방 (g)	탄수화물 (%)	단백질 (%)	지방 (%)
		저지방	중지방			저지방	일반								
1,600	9	0	2	7	6	0.5	0	2	1,601	257	51	41	64.2	12.7	23.1
1,700	10	0	2	7	6	0.5	0	2	1,701	280	53	41	65.8	12.5	21.7
1,800	11	0	2	7	6	0.5	0	2	1,801	303	55	41	67.3	12.2	20.5
1,900	11	0	3	7	7	0.5	0	2	1,923	303	63	51	63.0	13.1	23.9
2,000	11	0	3	7	7	0.5	0	3	1,971	315	63	51	63.9	12.8	23.3
2,100	12	0	3	7	7	0.5	0	3	2,071	338	65	51	65.3	12.5	22.2
2,200	12	0	4	7	8	0.5	0	3	2,193	338	73	61	61.7	13.3	25.0
2,300	13	0	4	7	8	0.5	0	3	2,293	361	75	61	63.0	13.1	23.9
2,400	14	0	4	7	8	0.5	0	3	2,393	384	77	61	64.2	12.9	22.9
2,500	15	0	4	7	8	0.5	0	3	2,493	407	79	61	65.3	12.7	22.0

02 식품교환표를 이용한 식사 계획

식품교환표를 이용한 식사 계획 | 02

3. 식품교환표를 이용한 식단 작성의 실제

(1) 평소 식사량을 평가하고 에너지 필요량을 계산한다.
(2) 치료목표에 맞는 1일 식사량을 계획한다.
(3) 각 식품군별 교환단위수를 정한다.
(4) 끼니별로 교환단위수를 배분한다.
(5) 식품교환표를 이용하여 식품을 선택한다.
(6) 실제 섭취할 식품의 양을 계산한다.

02 식품교환표를 이용한 식사 계획

표 29 | 1,500 kcal 식단의 예

	1일 섭취 에너지 1,500 kcal 탄수화물 섭취비율 50~55%								
	곡류군	어육류군			채소군	지방군	우유군		과일군
		저지방	중지방	고지방			저지방	일반	
1일 교환단위	7	2	3	–	7	4	–	1	1
1끼 교환단위	2~3	1~2			2~2.5	1~1.5			

식품군	아침	점심	저녁
곡류군	2교환단위 현미밥 140 g 2/3공기	3교환단위 흑미밥 210 g 1공기	2교환단위 보리밥 140g 2/3공기
어육류군	1교환단위 달걀 55 g	2교환단위 임연수 50 g 닭가슴살 40 g	2교환단위 소고기 20 g 돼지고기 40 g/두부 40 g
채소군	2.5교환단위 콩나물 30 g 달래 20 g/오이 40 g 애호박 50 g/나박김치 35 g	2교환단위 시금치 35 g 파프리카 35 g/양파 35 g 청경채 35 g	2.5교환단위 미역 35 g/참나물 35 g 새송이버섯 50 g 배추김치 25 g
지방군	1교환단위 식용유 5 g	1.5교환단위 식용유 8 g	1.5교환단위 참기름 5 g 식용유 3 g
우유군	우유 200 mL		
과일군	딸기 150 g		

식품교환표를 이용한 식사 계획 **02**

1,500 kcal 식단

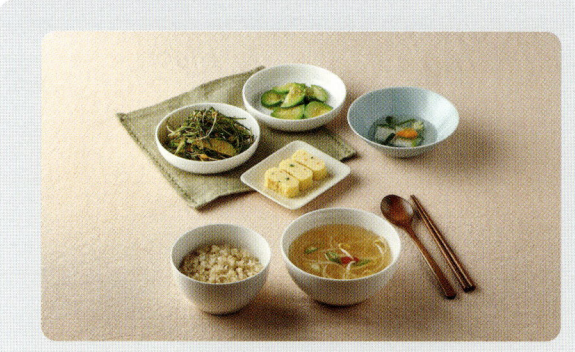

☀ 아침
현미밥
콩나물국
달걀말이
달래초무침
애호박나물
나박김치

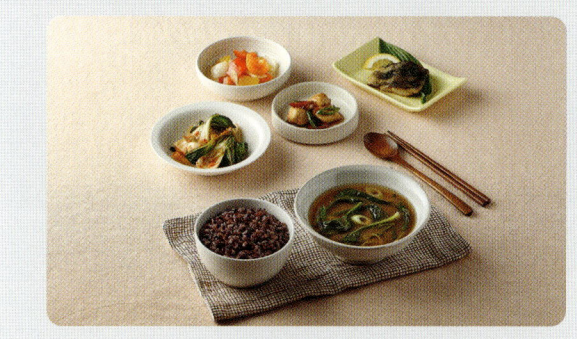

☀ 점심
흑미밥
시금치된장국
임연수지짐
닭살조림
파프리카양파볶음
청경채겉절이

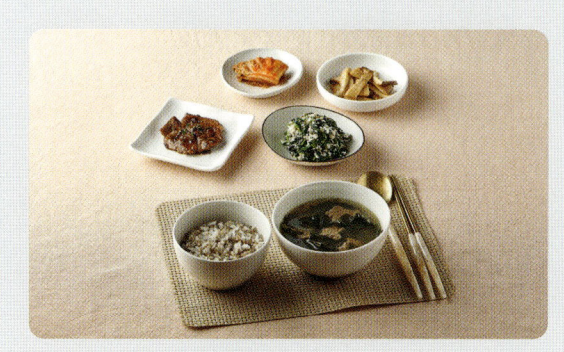

☾ 저녁
보리밥
소고기미역국
맥적구이
참나물두부무침
새송이버섯볶음
배추김치

 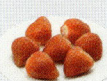

간식
우유, 딸기

02 식품교환표를 이용한 식사 계획

표 30 | 1,800 kcal 식단의 예

1일 섭취 에너지 1,800 kcal 탄수화물 섭취비율 50~55%								
	곡류군	어육류군			채소군	지방군	우유군		과일군
		저지방	중지방	고지방			저지방	일반	
1일 교환단위	8	3	3	–	8	5	1	1	1
1끼 교환단위	2~3	2			2.5~3	1~2			

식품군	아침	점심	저녁
곡류군	2교환단위 현미밥 140 g 2/3공기	3교환단위 흑미밥 210 g 1공기	3교환단위 보리밥 210 g 1공기
어육류군	2교환단위 두부 80 g 조기 50 g	2교환단위 새우 50 g 소고기 40 g	2교환단위 달걀 55 g 오징어 50 g
채소군	2.5교환단위 근대 35 g 깻잎순 70 g 백김치 50 g	2.5교환단위 오이 35 g/가지 35 g 오이고추 35 g 깍두기 50 g	3교환단위 무 35 g/콩나물 70 g 미나리 35 g/오이 20 g 부추 50 g
지방군	2교환단위 식용유 5 g 참기름 5 g	2교환단위 식용유 10 g	1교환단위 참기름 5 g
우유군	우유 200 mL 액상요구르트(농후, 플레인) 100 mL		
과일군	바나나 80 g		

식품교환표를 이용한 식사 계획 02

1,800 kcal 식단

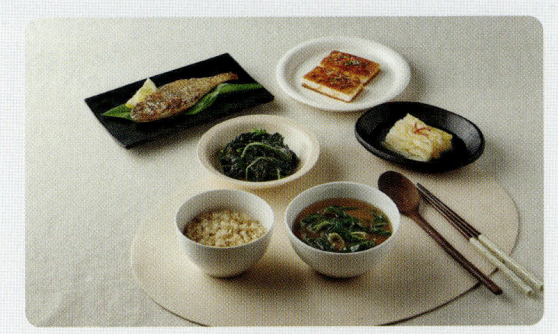

☀ 아침
현미밥
근대된장국
두부조림
조기구이
깻잎순나물
백김치

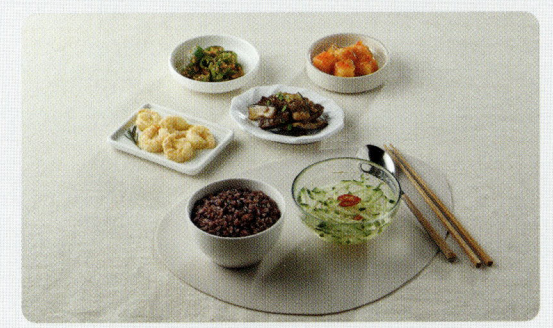

☀ 점심
흑미밥
오이냉국
새우전
소고기가지볶음
오이고추된장무침
깍두기

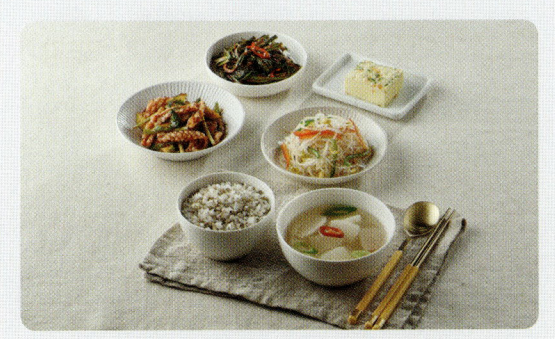

☾ 저녁
보리밥
무국
달걀찜
오징어초무침
실곤약콩나물잡채
부추무침

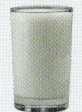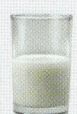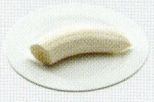

간식
우유, 액상요구르트(농후, 플레인), 바나나

02 식품교환표를 이용한 식사 계획

표 31 | 2,100 kcal 식단의 예

	1일 섭취 에너지 2,100kcal 탄수화물 섭취비율 50~55%								
	곡류군	어육류군			채소군	지방군	우유군		과일군
		저지방	중지방	고지방			저지방	일반	
1일 교환단위	9	3	4	–	8	6	1	1	2
1끼 교환단위	3	2~3			2~3.5	2			

식품군	아침	점심	저녁
곡류군	3교환단위 현미밥 210 g 1공기	3교환단위 흑미밥 210 g 1공기	3교환단위 보리밥 210g 1공기
어육류군	2교환단위 소고기 40 g 연두부 150 g	3교환단위 콩비지 100 g 고등어 50 g/닭고기 40 g	2교환단위 돼지고기 80 g
채소군	2교환단위 아욱 35 g 미역줄기 70 g 얼갈이 35 g	2.5교환단위 무 35 g/숙주 35 g 아스파라거스 35 g 오이소박이 50 g	3.5교환단위 시래기 35 g/모듬쌈 70 g 보쌈무김치 50 g 마늘 15 g
지방군	2교환단위 식용유 5 g 참기름 5 g	2교환단위 식용유 10 g	2교환단위 식용유 3 g 아몬드 12 g
우유군	두유 200 mL 저지방우유 200 mL		
과일군	오렌지 100 g 사과 100 g		

식품교환표를 이용한 식사 계획 02

2,100 kcal 식단

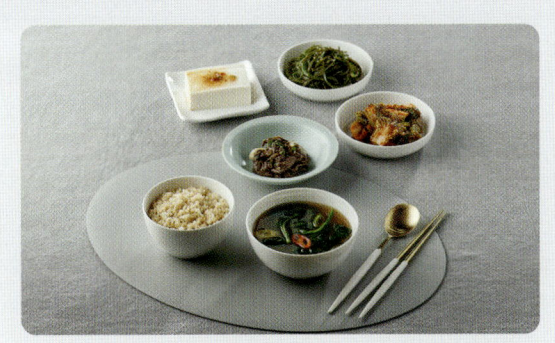

☀ 아침
현미밥
아욱된장국
소불고기
연두부(양념간장)
미역줄기볶음
얼갈이겉절이

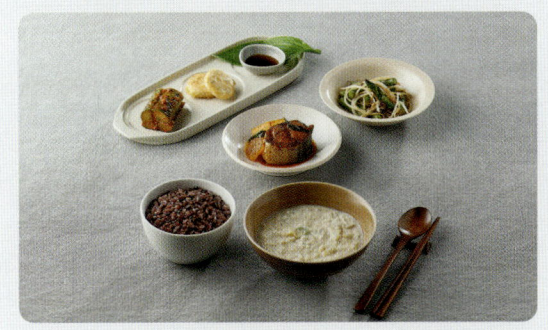

☀ 점심
흑미밥
비지찌개
고등어무조림
닭살완자전
숙주아스파라거스볶음
오이소박이

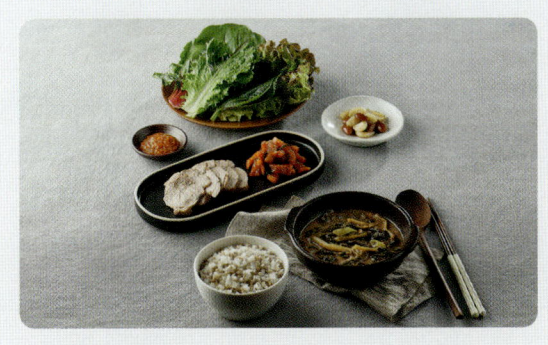

☾ 저녁
보리밥
시래기된장찌개
돼지고기편육
모듬쌈(쌈장)
보쌈무김치
마늘아몬드조림

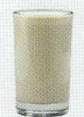  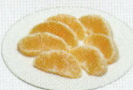 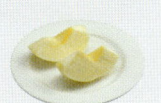

간식
두유, 저지방우유, 오렌지, 사과

02 식품교환표를 이용한 식사 계획

표 32 | 1,800 kcal 식단의 예

	1일 섭취 에너지 1,800 kcal 탄수화물 섭취비율 40~45%								
	곡류군	어육류군			채소군	지방군	우유군		과일군
		저지방	중지방	고지방			저지방	일반	
1일 교환단위	6	4	4	–	8	7	2	0	1
1끼 교환단위	2	2~3			2.5~3	2~3			

식품군	아침	점심	저녁
곡류군	2교환단위 호밀식빵 70 g	2교환단위 귀리밥 140 g 2/3공기	2교환단위 흑미밥 140g 2/3공기
어육류군	2교환단위 연어 50 g 모짜렐라치즈 30 g	3교환단위 홍합 70 g 소고기 40 g/달걀 55 g	3교환단위 닭가슴살 40 g/물오징어 25 g 새우살 25 g/두부 80 g
채소군	2.5교환단위 브로콜리 70 g 샐러드 채소 70 g 양배추레몬피클 35 g	3교환단위 무 35 g 비빔밥 채소 140 g 동치미 35 g	2.5교환단위 팽이버섯 25 g 샐러드 70 g 열무김치 50 g
지방군	2교환단위 올리브유 10 g	2교환단위 올리브유 5 g 참기름 5 g	3교환단위 올리브유 10g 견과류 8g
우유군	떠먹는 요구르트(플레인) 100 g 저지방우유 200 mL		
과일군	샐러드에 포함된 방울토마토 100 g 토마토(소) 125 g		

식품교환표를 이용한 식사 계획 02

1,800 kcal 식단

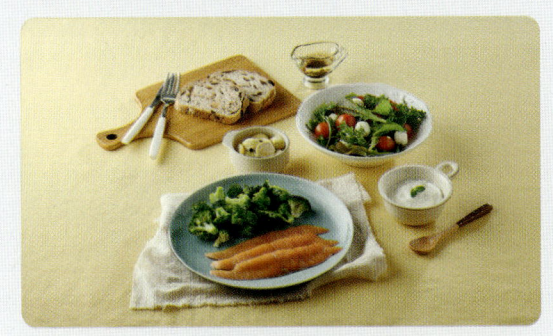

☀ 아침
호밀식빵
훈제연어
브로콜리볶음
카프레제 샐러드
양배추레몬피클
떠먹는 요구르트(플레인)

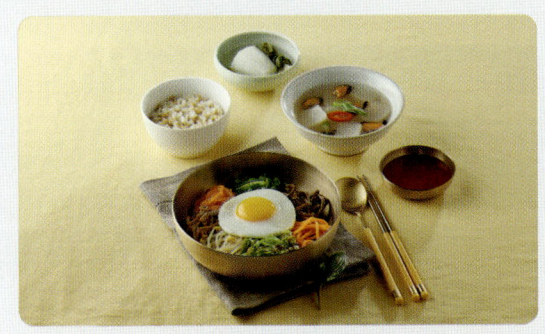

☀ 점심
귀리밥
홍합맑은무국
소고기볶음
달걀프라이
비빔밥채소
동치미

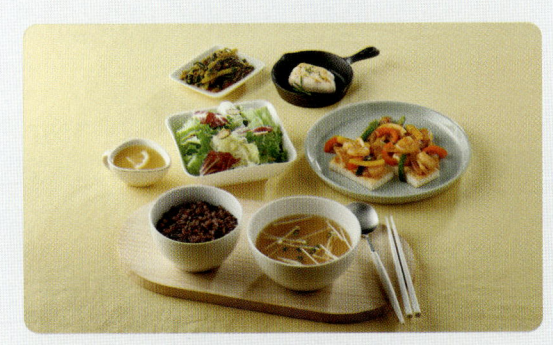

☾ 저녁
흑미밥
팽이버섯미소국
닭가슴살구이
해물두부스테이크
샐러드(견과, 유자드레싱)
열무김치

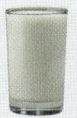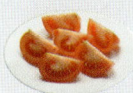

간식
저지방우유, 토마토

02 식품교환표를 이용한 식사 계획

[참고문헌]
1. 대한영양사협회. 임상영양관리지침서 제4판. 2022
2. 대한당뇨병학회. 2023 당뇨병 진료지침 제8판. 2023
3. 대한비만학회. 비만진료지침 제8판. 2022
4. Liguori G,American College of Sports Medicine. ACSM's guideline for exercise testing and prescription: Lippincott Williams & Wilkins:2020
5. Ainsworth BE, Haskell WL., Whitt MC, et al. Compendium of physical activities: an update of activity codes and met intensities. Medicine & science in sports & exercise. 2000:32:S498–S516

3
건강한 당뇨병 식사 실천을 위한 정보

01 영양표시의 확인과 활용

1. 영양표시란?

영양표시는 제조·가공·소분된 식품이나 건강기능식품 등에 들어있는 영양성분의 양 등 영양에 관한 정보를 표시하는 것이다. 영양표시 방법으로는 영양성분표와 같은 일정한 형식에 영양성분의 함량과 같은 영양정보를 제시하는 영양성분표시와 특정 용어를 이용하여 제품의 영양적 특성을 강조 표시하는 영양강조표시가 있다.

1) 영양성분표시에 제공되는 정보

- 총 내용량: 영양성분표시가 있는 포장 전체에 담긴 제품의 양
- 영양정보를 제공하는 영양성분 9종:
    열량, 나트륨, 탄수화물, 당류, 지방, 트랜스지방, 포화지방, 콜레스테롤, 단백질
- 영양성분의 함량
- 1일 영양성분 기준치에 대한 비율(%)

2) 영양정보의 기준이 되는 분량

제품의 총 내용량 외에도 100 g(100 mL), 단위내용량(1개 등), 1회 섭취참고량 등을 기준으로 영양정보를 제공할 수 있다(그림 1-1). 그림 1-1의 단위내용량 당 영양정보를 표시하고 있는 예시에서는 총 내용량 240 mL의 포장에 80 mL로 소포장된 3개의 제품이 포함된 것으로 이 중 한 개의 영양정보를 표시한 것이다. 1회 섭취참고량 당 영양정보를 표시하고 있는 예시에서는 총 내용량 45 g 중 15 g을 1회에 섭취하기에 적당한 양으로 산정하여 영양정보를 제시하고 있으며, 한 포장에 3회의 섭취분량이 들어 있는 셈이다. 1회 섭취참고량을 기준으로 영양정보를 제공하는 경우에는 포장이 나뉘어 있지 않으므로 실제로 얼마만큼 먹는지 확인하는 것이 필요하다.

영양표시의 확인과 활용 01

영양정보	총 내용량 90 g 277 kcal
❶ 총 내용량당	1일 영양성분 기준치에 대한 비율
나트륨 0 mg	0%
탄수화물 34 g	11%
당류 9 g	9%
지방 14 g	27%
트랜스지방 0 g	
포화지방 10 g	67%
콜레스테롤 0 mg	0%
단백질 3 g	5%
1일 영양 성분 기준치에 대한 비율(%)은 2,000 kcal 기준이므로 개인의 필요 열량에 따라 다를 수 있습니다.	

❶ 총 내용량당 영양정보 제공

영양정보	총 내용량 500 g 100 g당 341 kcal
❷ 100 g당	1일 영양성분 기준치에 대한 비율
나트륨 590 mg	30%
탄수화물 9 g	3%
당류 8 g	8%
지방 29 g	54%
트랜스지방 0.2 g	
포화지방 11 g	73%
콜레스테롤 65 mg	22%
단백질 11 g	20%
1일 영양 성분 기준치에 대한 비율(%)은 2,000 kcal 기준이므로 개인의 필요 열량에 따라 다를 수 있습니다.	

❷ 100 g당 영양정보 제공

영양정보	총 내용량 240 ml(80 ml×3개) 250 kcal
❸ 1개당	1일 영양성분 기준치에 대한 비율
나트륨 35 mg	2%
탄수화물 18.4 g	6%
당류 16.7 g	17%
지방 18.1 g	34%
트랜스지방 0.2 g	
포화지방 11.1 g	74%
콜레스테롤 62 mg	21%
단백질 3.2 g	6%
1일 영양 성분 기준치에 대한 비율(%)은 2,000 kcal 기준이므로 개인의 필요 열량에 따라 다를 수 있습니다.	

❸ 단위내용량당 영양정보 제공

영양정보	총 내용량 45 g 15 g당 54 kcal
❹ 15 g당	1일 영양성분 기준치에 대한 비율
나트륨 87 mg	4%
탄수화물 6 g	2%
당류 1 g	1%
지방 0.6 g	1%
트랜스지방 0 g	
포화지방 1 g	7%
콜레스테롤 4 mg	1%
단백질 0 g	0%
1일 영양 성분 기준치에 대한 비율(%)은 2,000 kcal 기준이므로 개인의 필요 열량에 따라 다를 수 있습니다.	

❹ 1회 섭취참고량당 영양정보 제공

그림 1-1 영양정보 기준 분량별 영양표시 예시

01 영양표시의 확인과 활용

3) 1일 영양성분 기준치

1일 영양성분 기준치는 소비자가 식품의 영양적 가치를 잘 이해하고 식사 계획을 세울 수 있도록 제품의 영양소 함량을 비교하는 기준값을 정한 것으로 표 33과 같다. 생애주기에 따른 영양소 섭취 기준을 참고로 하여 필요한 에너지를 충족하는 식사를 할 때 다른 영양성분을 적절하게 섭취할 수 있도록 2,000 kcal 식사를 기준으로 영양성분들의 기준량을 정하고 있다. 영양정보에는 영양소별 1일 영양성분 기준치에 대한 비율을 제시하는데, 영양정보의 기준으로 제시한 분량을 모두 섭취하였을 때 하루 식사 중 어느 정도를 기여하게 되는 지 나타낸다.

영양표시의 확인과 활용 01

표 33 | 1일 영양성분 기준치

영양성분	기준치(단위)	영양성분	기준치(단위)	영양성분	기준치(단위)
탄수화물	324 g	비타민E	11 mgα-TE	인	700 mg
당류	100 g	비타민K	70 μg	나트륨	2,000 mg
식이섬유	25 g	비타민C	100 mg	칼륨	3,500 mg
단백질	55 g	비타민B1	1.2 mg	마그네슘	315 mg
지방	54 g	비타민B2	1.4 mg	철분	12 mg
리놀레산	10 g	나이아신	15 mg NE	아연	8.5 mg
알파-리놀렌산	1.3 g	비타민B6	1.5 mg	구리	0.8 mg
EPA와 DHA의 합	330 mg	엽산	400 μg DFE	망간	3.0 mg
포화지방	15 g	비타민B12	2.4 μg	요오드	150 μg
콜레스테롤	300 mg	판토텐산	5 mg	셀레늄	55 μg
비타민A	700 μg RAE	바이오틴	30 μg	몰리브덴	25 μg
비타민D	10 μg	칼슘	700 mg	크롬	30 μg

- 비타민A, 비타민D 및 비타민E는 괄호를 하여 IU(국제단위) 단위를 병기할 수 있음.
- 영유아용(만 2세 이하)으로 표시된 식품등의 1일 영양성분 기준치에 대해서는 한국인 영양소 섭취기준을 따르되, 만 1세 이상 2세 이하 영유아의 탄수화물, 당류, 단백질 및 지방의 1일 영양성분 기준치에 대해서는 탄수화물 150 g, 당류 50 g, 단백질 35 g 및 지방 30 g을 적용함.

출처: 식품 등의 표시·광고에 관한 법률 시행규칙(개정 2022.11.28)

01 영양표시의 확인과 활용

4) 영양강조표시

영양성분표시를 읽지 않고도 영양성분의 수준을 파악할 수 있도록 정해진 기준에 따라 영양성분의 함유사실 또는 함유정도를 특정한 용어를 사용하여 표시하는 것을 말한다. '무', '저', '고', '함유' 등 영양성분의 함량을 강조하는 영양성분 함량 강조표시(예: 무지방, 철 풍부)와 '덜', '더', '강화', '첨가' 등 같은 유형의 제품과 비교하는 영양성분 비교강조표시(예: 칼슘 강화)가 있다. 영양강조표시를 위한 세부기준은 표 34와 같다.

영양표시의 확인과 활용 01

표 34 | 영양강조표시 세부기준

영양성분	기준치(단위)	표시조건
열량	저	식품 100 g당 40 kcal미만 또는 식품 100 mL당 20 kcal미만일 때
	무	식품 100 mL당 4 kcal미만일 때
나트륨/소금(염)	저	식품 100 g당 120 mg미만일 때 소금(염)은 식품 100 g당 305 mg미만일 때
	무	식품 100 g당 5 mg미만일 때 소금(염)은 식품 100 g당 13 mg미만일 때
당류	저	식품 100 g당 5 g미만 또는 식품 100 mL당 2.5 g미만일 때
	무	식품 100 g당 또는 식품 100 mL당 0.5 g미만일 때
지방	저	식품 100 g당 3 g미만 또는 식품 100 mL당 1.5 g미만일 때
	무	식품 100 g당 또는 식품 100 mL당 0.5 g미만일 때
트랜스지방	저	식품 100 g당 0.5 g미만일 때
포화지방	저	식품 100 g당 1.5 g미만 또는 식품 100 mL당 0.75 g미만이고, 열량의 10%미만일 때
	무	식품 100 g당 0.1 g미만 또는 식품 100 mL당 0.1 g미만일 때
콜레스테롤	저	식품 100 g당 20 mg미만 또는 식품 100 mL당 10 mg미만이고, 포화지방이 식품 100 g당 1.5 g미만 또는 식품 100 mL당 0.75 g미만이며, 포화지방이 열량의 10%미만일 때
	무	식품 100 g당 5 mg미만 또는 식품 100 mL당 5 mg미만이고, 포화지방이 식품 100 g당 1.5 g 또는 식품 100 mL당 0.75 g 미만이며, 포화지방이 열량의 10%미만일 때
식이섬유	함유 또는 급원	식품 100 g당 3 g 이상, 식품 100 kcal당 1.5 g 이상일 때 또는 1회 섭취참고량당 1일 영양성분기준치의 10% 이상일 때
	고 또는 풍부	함유 또는 급원 기준의 2배
단백질	함유 또는 급원	식품 100 g당 1일 영양성분 기준치의 10% 이상, 식품 100 mL당 1일 영양성분 기준치의 5% 이상, 식품 100 kcal당 1일 영양성분 기준치의 5% 이상일 때 또는 1회 섭취참고량당 1일 영양성분기준치의 10% 이상일 때
	고 또는 풍부	함유 또는 급원 기준의 2배
비타민/무기질	함유 또는 급원	식품 100 g당 1일 영양성분 기준치의 15% 이상, 식품 100 mL당 1일 영양성분 기준치의 7.5% 이상, 식품 100 kcal당 1일 영양성분기준치의 5% 이상일 때 또는 1회 섭취참고량당 1일 영양성분기준치의 15% 이상일 때
	고 또는 풍부	함유 또는 급원 기준의 2배

출처: 식품등의 표시기준 (식품의약품안전처고시 제2023-64호, 2023. 9. 26., 일부개정) - 별지1. 표시사항별 세부 표시기준

01 영양표시의 확인과 활용

2. 영양성분표시 읽는 방법

영양성분표시를 활용할 때 먼저 제시된 영양정보의 기준분량을 확인한다. 제시된 영양성분별 함량은 기준분량에 함유된 양임을 인지하고 기준분량이 총 내용량이 아닌 경우는 섭취량에 주의하여 영양정보를 이해하도록 한다. 영양성분표시에서 제시하는 영양정보의 의미는 그림 1-2와 같다.

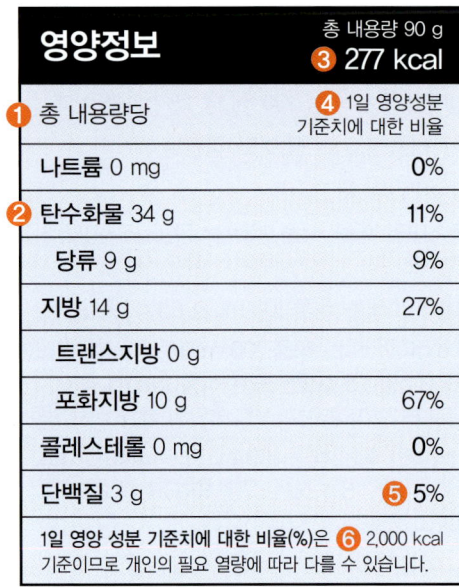

❶ 제품의 영양정보는 총 내용량당으로 제시됨
❷ 제품을 모두 섭취하면 탄수화물 34 g을 섭취함
❸ 제품의 총 내용량은 90 g, 내용량을 모두 섭취하면 277 kcal의 에너지를 섭취함
❹ 총 내용량을 모두 섭취하였을 때 하루 식사에 어느 정도 기여하는 지를 보여줌
❺,❻ 에너지 필요량이 2,000 kcal 보다 높은 경우 제품을 모두 섭취하여도 하루 식사에 기여하는 수준은 5% 미만이 됨

그림 1-2 영양성분표시에 제시된 영양정보의 의미

영양표시의 확인과 활용 01

3. 영양성분표시의 활용

기본적으로는 단백질, 비타민, 나트륨 외의 무기질, 식이섬유, 불포화지방산들은 1일 영양성분 기준치만큼 충분히 섭취하도록 하고 나트륨, 지방, 트랜스지방, 포화지방은 1일 영양성분 기준치를 넘지 않도록 한다. 식품을 선택할 때는 섭취하는 사람의 건강상태와 관심에 따라 식품마다 영양성분의 함량을 비교하여 선택한다. 트랜스지방은 가능한 적게 섭취하도록 한다. WHO에서는 트랜스지방의 섭취량이 총 섭취 열량의 1%를 넘지 않도록 권고하고 있는데, 2,000 kcal기준으로 할 때 2.2 g 이하에 해당한다.

- 체중조절을 위해서는 열량을 확인
- 고혈압 예방 및 관리를 위해서는 나트륨 확인
- 혈당 관리를 위해서는 탄수화물과 당류 확인
- 심혈관계질환 예방과 관리를 위해 트랜스지방, 포화지방, 콜레스테롤 확인

1일 영양성분 기준치에 대한 비율을 이용하면 하루의 식사 계획에 도움이 된다. 그림 1-2에서 식품 한 개에 지방 14 g이라는 수치만 보면 이것이 어떤 수준인지를 알 수가 없다. 그러나 1일 영양성분 기준치에 대한 비율을 통해 해당 식품을 먹게 되면 지방 섭취 기준치의 27%를 먹게 된다는 것과 다른 식품으로부터 먹을 수 있는 지방 섭취 기준치의 73%에 해당하는 양이 남게 된다는 것을 쉽게 알 수 있다. 1일 영양성분 기준치에 대한 비율을 잘 활용하면 지방이 높은 식품을 먹었을 때 다른 식사에서 지방이 낮은 식품을 선택할 수 있도록 돕는다.

02 탄수화물 계산법(carbohydrate counting)의 활용

탄수화물 계산법은 에너지(열량) 보다는 탄수화물 섭취량에 초점을 맞추는 식사 계획법이다. 여러 연구들에서 탄수화물의 총 섭취량이 혈당 조절에 중요하다는 것이 확인되었고, 탄수화물 섭취목표 설정 및 섭취량 모니터링에 탄수화물 계산법이 유용한 것으로 보고되었다.

탄수화물 계산법은 탄수화물 섭취에만 초점을 두기 때문에 당뇨병환자들이 비교적 쉽게 이해하고 혈당 조절을 잘 할 수 있다는 장점이 있다. 탄수화물 섭취량은 엄격하게 조절하고 어육류군과 채소군은 일반적인 건강을 위한 식사지침에서 제시하는 내용을 따르게 한다. 단, 탄수화물 섭취량 위주로 강조하므로 이해하기 쉽다고 느낄 수 있으나 실제 탄수화물 섭취량 계산과 혈당측정 시행에 어려움을 겪을 수 있고, 에너지섭취량이 많아져 체중이 증가될 수 있다.

탄수화물 계산법은 외국에서 당뇨병환자의 식사 계획에 보편적으로 사용되고 있다. 우리나라에서는 당뇨병 식사 계획에 식품교환표가 많이 사용되고 있으나, 최근 인슐린펌프, 연속혈당측정기 등이 당뇨병 치료에 도입되면서 탄수화물 계산법에 대한 관심이 높아지고 있다.

탄수화물 계산법의 분류

탄수화물 계산법은 크게 기본 탄수화물 계산법(basic carbohydrate counting)과 고급 탄수화물 계산법(advanced carbohydrate counting)으로 구분할 수 있다. 대상 환자와 목적에 따라 적절한 방법을 이용한다.

1. 기본 탄수화물 계산법

기본 탄수화물 계산법은 당뇨병환자가 탄수화물이 함유된 식품을 알고, 매일 비슷한 시간에 일정량의 탄수화물을 배분하여 탄수화물 섭취를 일정하게 하는 것이다. 기본 탄수화물 계산법 교육을 통해 환자는 탄수화물의 급원 식품과 하루에 섭취할 탄수화물 급원 식품의 양을 알고 적용하게 된다.

탄수화물 계산법(carbohydrate counting)의 활용   02

2. 고급 탄수화물 계산법

다회인슐린주사법이나 인슐린펌프 사용 환자에게 적용하는 방법으로, 탄수화물 섭취량과 인슐린 주사량을 통해 인슐린 탄수화물 비(insulin to carbohydrate ratio; 탄수화물 섭취량/식사인슐린 용량)를 확인하여 실생활에 적용한다. 평소와 다른 식사를 하게 되었을 때 인슐린 탄수화물 비를 이용하여 인슐린 용량을 조절할 수 있다. 고혈당 발생 시 인슐린감수성지수(insulin sensitivity factor)를 이용하여 혈당 교정을 시도할 수 있다.

식품교환표를 활용한 탄수화물 계산법

미국에서는 '탄수화물 선택단위(carbohydrate choice)'를 탄수화물 계산에 이용하고 있다. 미국의 '1탄수화물 선택단위'는 탄수화물 15 g을 기준으로 하는데, 식품교환표 상 탄수화물 함유 식품군(곡류군, 우유군, 과일군)의 1교환단위에 탄수화물 함량과 동일하다. 탄수화물 급원 식품군의 탄수화물 함량이 동일하므로 식품교환표가 탄수화물 계산에 용이하다.

반면 우리나라 식품교환표는 곡류군, 우유군, 과일군의 1교환단위당 탄수화물 함량이 모두 상이하여, 탄수화물 계산 시 식품교환표를 사용하는데 어려움이 있다. 현재 국내 병원에서는 식품교환표의 1교환단위당 탄수화물 함량을 그대로 적용하거나, 탄수화물 12 g을 1탄수화물 선택단위로 설정하여 탄수화물 계산에 활용하고 있다. 이 경우 곡류군 1단위는 2탄수화물 선택단위, 우유군과 과일군 1단위는 1탄수화물 선택단위로 간주한다. 식품교환표의 1교환단위당 탄수화물 함량을 그대로 적용하는 경우 식품군마다 탄수화물 함량이 다르고, 식사 계획 시 곡류군, 우유군, 과일군 섭취량을 각각 설정해야 하므로 번거롭게 느껴질 수 있다.

식품교환표를 탄수화물 계산에 활용하면 각 식품의 탄수화물 함량을 확인하는 것보다는 간편하게 탄수화물 섭취량을 계산할 수 있다는 이점이 있으나, 각 식품군 1교환단위당 탄수화물 기준량은 실제 개별식품의 탄수화물 함량과는 차이가 있음

02 탄수화물 계산법(carbohydrate counting)의 활용

을 고려할 필요가 있다. 또한 환자가 섭취하는 모든 식품이 식품교환표에 포함되지는 않기 때문에, 이 경우 제품에 부착된 영양표시나 다양한 영양소 DB를 활용하여 탄수화물 계산을 하여야 한다.

식품교환표의 1교환단위당 탄수화물 함량을 활용한 방법의 예시

끼니	음식명	탄수화물 급원 식품군/교환단위	탄수화물 함량
아침	식빵 2쪽 삶은 달걀 2개 양상추 1접시 우유 1컵(200 mL)	곡류군/2교환단위 - - 우유군/1교환단위	23 g × 2 = 46 g 10 g × 1 = 10 g
점심	해물칼국수(생칼국수 90 g) 깍두기 5개	곡류군/3교환단위	23 g × 3 = 69 g
간식	사과 1/2개	과일군/1교환단위	12 g × 1 = 12 g
저녁	현미밥 1공기 콩나물국 삼치구이 1토막 시금치나물 1접시 배추김치 5쪽	곡류군/3교환단위	23 g × 3 = 69 g
계			206 g

탄수화물 계산법(carbohydrate counting)의 활용 02

탄수화물 12 g을 기준으로 한 1 탄수화물 선택단위를 활용한 방법의 예시

끼니	음식명	탄수화물 선택단위	탄수화물 함량
아침	식빵 2쪽 삶은 달걀 2개 양상추 1접시 우유 1컵(200 mL)	4탄수화물 선택단위 – – 1탄수화물 선택단위	12 g × 4 = 48 g 12 g × 1 = 12 g
점심	해물칼국수(생칼국수 90 g) 깍두기 5개	6탄수화물 선택단위	12 g × 6 = 72 g
간식	사과 1/2개	1탄수화물 선택단위	12 g × 1 = 12 g
저녁	현미밥 1공기 콩나물국 삼치구이 1토막 시금치나물 1접시 배추김치 5쪽	6탄수화물 선택단위	12 g × 6 = 72 g
계			216 g

03 식품·음식 영양성분 자료의 활용

식품교환표는 당뇨병환자의 에너지 섭취 조절과 균형 잡힌 식사를 계획하고 교육하기 위해 개발된 도구로 섭취량을 간단히 평가할 때에도 활용할 수 있다. 하지만, 식품교환표에 제시된 식품 목록이 제한적이기 때문에 탄수화물 계산법과 같이 구체적이고 정확한 식사 계획이 필요할 때에는 식품 또는 음식의 영양소 함량을 확인할 수 있는 다양한 자료들을 활용하는 것을 권고한다. 국내에서는 국가기관, 연구기관 및 산업체가 중심이 되어 식품영양성분 데이터를 생산하고 있어서 이에 대한 자료를 소개하고자 한다.

1. 농촌진흥청 국가표준식품성분표

농촌진흥청은 식품에 대한 에너지 및 각종 영양성분을 분석 및 수집하고 데이터베이스화하여 5년을 주기로 데이터를 보완하고 '국가표준식품성분표'를 출판물 형태로 제공하고 있다. 이와 동시에 '국가표준식품성분 DB'라는 엑셀 형식의 데이터베이스를 매년 갱신하여 제공하고 있다.

2023년 기준 이용 가능한 '국가표준식품성분 DB 10.0'은 식품 3,270점과 최대 130종의 영양성분이 수록되어있고, '국가표준식품성분표 제10개정판'은 '국가표준식품성분 DB 10.0'을 근간으로 실생활에서 자주 접하게 되는 식품 및 성분을 중심으로 식품 1,228점과 최대 42종의 영양성분을 수록하였다. 식품군은 총 20개이며, 식품통합분류코드체계에 맞게 부여된 식품코드에 따라 기재되어 있다.

영양성분 함량은 가식부 100 g을 기준으로 표기되어 있으며, 이를 적용할 시 실제로 섭취하는 식품(음식)의 레시피에 따른 양을 고려하여 계산해야 한다. 또한 폐기율은 섭취하지 않는 부위인 껍질, 뼈, 씨앗 등을 분리하여 측정한 중량(100 g 기준)을 기준으로 나타내었다.

식품·음식 영양성분 자료의 활용 03

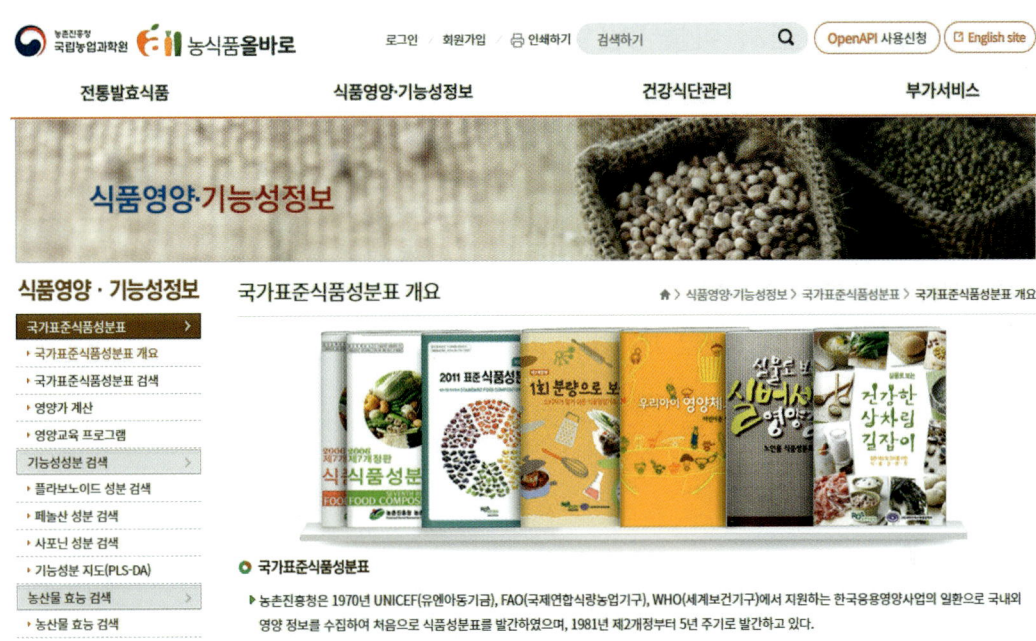

✅ 자료 확인 방법

- 포털사이트에 '농촌진흥청 국가표준식품성분표'를 검색 또는 사이트 직접 접속
- (농촌진흥청) '농식품올바로' 홈페이지 ⋯▶ 식품영양·기능성정보 ⋯▶ 국가표준식품성분표

03 식품·음식 영양성분 자료의 활용

2. 식품의약품안전처 식품영양성분 데이터베이스

식품의약품안전처 식품안전나라 홈페이지에서는 다양한 식품영양성분 자료원을 통해 구축된 가공식품·농축산물·수산물·음식의 식품영양성분 데이터베이스를 제공하고 있다. 식품, 영양성분, 테마별 항목을 선택하여 확인할 수 있으며 정보를 얻고자 하는 식품을 검색하여 영양정보를 얻고 활용할 수 있다. 뿐만 아니라 통합본을 스프레드시트 파일 형태로 제공하기 때문에 다양한 형태로 활용 가능하다.

지속적으로 자료의 업데이트가 이루어지고 있으며, 2023년 2월 기준 수록된 식품수와 성분수는 다음과 같다.

수록된 항목	전체	농축산물	수산물	가공식품	음식
식품수	90,052	3,270	1,366	77,733	7,683
성분수	323	132	44	64	83
식품성분값수	1,339,609	431,640	21,293	776,174	110,502

농축산물과 수산물 데이터베이스는 100 g당 영양소 함량을 제시하고, 가공식품과 음식 DB는 1회 제공량당 영양소 함량을 제시하고 있다.

> ☑ 자료 확인 방법
> - 포털사이트에 '식품안전나라 식품영양성분 데이터베이스'를 검색 또는 사이트 직접 접속
> - 식품안전나라 홈페이지 ⋯▶ 건강·영양 ⋯▶ 식품영양성분DB

식품·음식 영양성분 자료의 활용　03

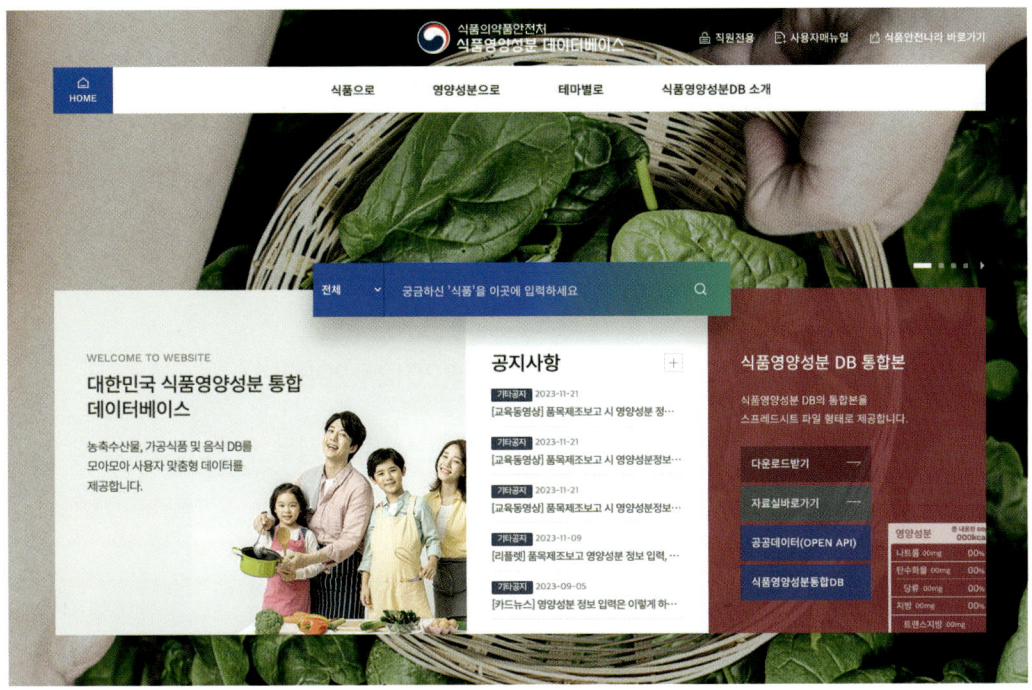

> ⚠️ **주의사항**
>
> • 음식 DB에서는 1회 제공량 기준으로 제시되어 있어 실제 외식 시 제공되는 양이 아닐 수 있음을 주의해야 함.

03 식품·음식 영양성분 자료의 활용

3. 식품의약품안전처 외식영양성분 자료집

식품의약품안전처는 식품의 영양정보에 대한 소비자의 알 권리를 보장하기 위하여 2009년부터 「국가식품영양성분 분석시스템」을 운영하여 신뢰성 있는 식품영양성분 정보를 직접 생산하여 국민이 건강한 식품을 선택할 수 있도록 영양정보를 제공해 오고 있다.

식품의약품안전처 발간 외식영양성분 자료집(2012~2020년)

2012년부터 2020년까지 외식영양성분 자료집(2014년의 경우 명절·제사음식 영양성분 자료집)을 총 8차례 발간하였다.

자료집 명	수록내용	자료집 명	수록내용
2012년 외식 영양성분 자료집(1권)	외식(어묵국 등) 130품목의 영양성분 함량정보(53종)	2016년 외식 영양성분 자료집(4권)	외식(가자미조림등) 30품목, 지역특화음식(영암 갈낙탕 등) 42품목 등 총 72품목의 영양성분 함량정보(79종)
2013년 외식 영양성분 자료집(2권)	외식(갈치구이 등) 108품목의 영양성분 함량정보(76종)	2017년 외식 영양성분 자료집(5권)	외식(열무김치국수 등) 44품목의 영양성분 함량 정보(79종)
2014년 명절·제사음식 영양성분 자료집	명절·제사음식(떡갈비 등) 80품목의 영양성분 함량정보(78종)	외식 영양성분 자료집 통합본 (2012~2017년)	외식(가자미구이 등), 명절·제사음식(떡갈비 등), 지역특화 음식(충주 꿩불고기 등) 총 487품목의 영양성분 함량정보(79종)
2015년 외식 영양성분 자료집(3권)	외식(가자미구이 등) 80품목의 영양성분 함량정보(79종)	식품영양성분 자료집	외식 등 식품(가래떡 등) 총 548품목의 영양성분 함량정보(80종)

출처: 외식의 영양성분에 대한 영양평가 기반 마련 연구, 식품의약품안전평가원(2021년)

2020년에 발간된 「식품영양성분 자료집」은 2017~2019년도 식품영양성분 국가관리망 사업을 통해 분석한 548개 식품에 대하여 에너지, 탄수화물, 단백질, 지방, 당류, 나트륨 등 총 80개의 영양성분 함량을 표시하고 있으며, 개인의 건강상태에 따

식품·음식 영양성분 자료의 활용 03

라 섭취량을 조절할 수 있도록 1일 영양성분 기준치에 대한 비율을 제시하였다. 또한 각 식품에 대한 재료와 조리방법을 수록하고 있으며, 재료는 1인 또는 4인 분량에 맞춰 기록되어 있어 보다 정확한 정보를 확인할 수 있다.

✅ **자료 확인 방법**

- 식품안전나라 홈페이지 ⇢ 건강·영양 ⇢ 자료실 ⇢ '자료집 명'으로 검색

03 식품·음식 영양성분 자료의 활용

4. 농촌진흥청 농식품올바로 메뉴젠 음식정보

「메뉴젠」은 농촌진흥청에서 개발한 식품영양정보와 음식 데이터베이스를 활용한 건강식단 관리 프로그램이다. 사용자가 직접 식단을 작성하여 한국인 영양소 섭취기준을 바탕으로 1일 영양소 섭취량을 평가할 수 있는 프로그램으로 누구나 활용할 수 있다. 식단작성 및 평가와 함께 간편음식정보검색 및 음식정보 메뉴를 통해 다양한 음식의 정보에 대한 확인이 가능하다.

주요 기능

1) 음식 및 식재료의 영양성분, 재료 중량 등의 정보가 수록되어 있다.
   - 2023년 2월 기준 음식 약 2,200종의 영양성분 및 재료 중량 제시

2) 사용자가 편집(재료 추가, 삭제, 중량 변경)하여 식단을 작성하고 활용할 수 있다.

3) 한국인 1일 영양소 섭취권장량 기준으로 부족하거나 과도한 4종 필수 영양소(에너지, 탄수화물, 단백질, 지방 등 4종) 조정을 위한 대체 음식을 추천하는 기능이 있다.

4) 작성한 식단의 저장·편집 및 엑셀 파일 다운로드 서비스를 제공한다.

5) 사용자 입력 정보를 바탕으로 알레르기 유발 원인 식품 정보를 표출한다.

식품·음식 영양성분 자료의 활용 03

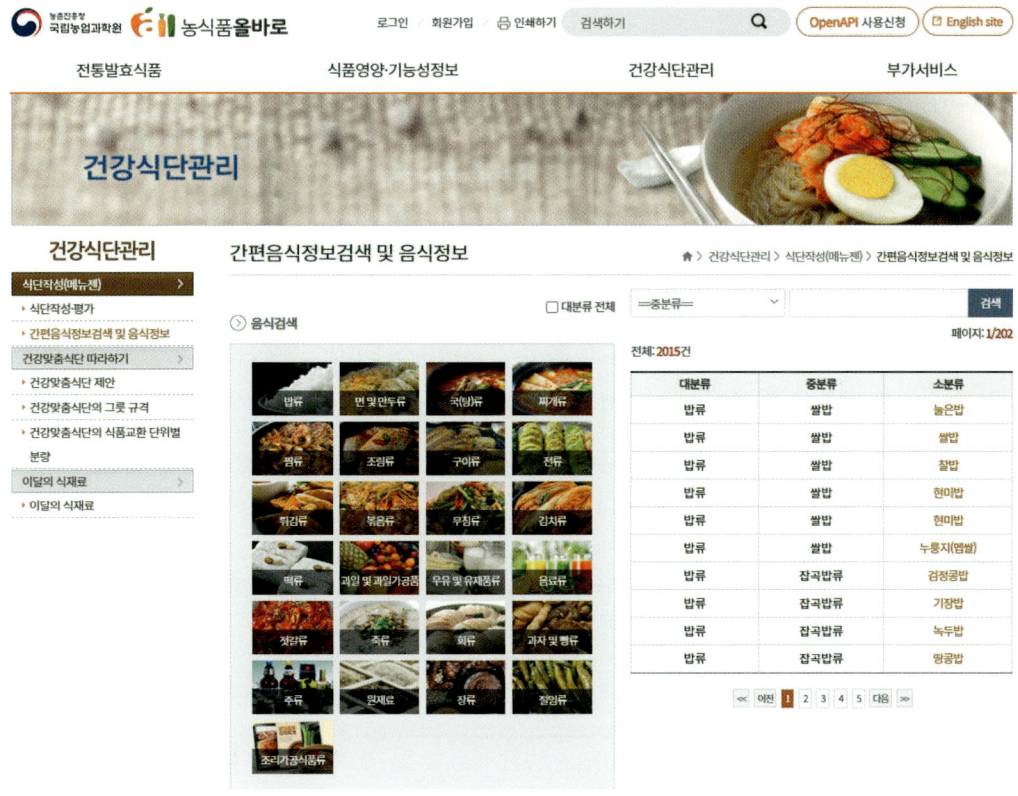

✓ 자료 확인 방법

- 포털사이트에서 '메뉴젠'을 검색 또는 사이트에 직접 접속
- '농식품올바로' 홈페이지 ⇢ 건강식단관리 ⇢ 식단작성(메뉴젠)
  ⇢ 간편음식정보검색 및 음식정보

03 식품·음식 영양성분 자료의 활용

5. 외식업체 영양정보

소비자의 알 권리를 충족하고 건강한 식생활을 위한 선택권을 보장하기 위해 어린이 기호식품(제과제빵류, 아이스크림류, 햄버거 및 피자)에 대해 영양표시를 의무화하고, 외식의 영양표시 대상도 점점 확대하고 있다. 이에 외식업체의 홈페이지를 통해 메뉴 정보뿐만 아니라 영양성분과 알레르기 정보를 확인할 수 있다.

관련 규정 : 「어린이 식생활안전관리 특별법」 제11조(영양성분 표시)
어린이 기호식품(제과제빵류, 아이스크림류, 햄버거 및 피자)을 주로 조리·판매하는 식품접객영업자 중 가맹점포 수가 50개 이상인 영업자가 조리·판매하는 식품은 영양성분 표시를 하여야 한다.

영양표시 – 열량, 나트륨, 당류, 단백질, 포화지방 등 5개 이상 영양성분

영양표시의 예(불고기버거)

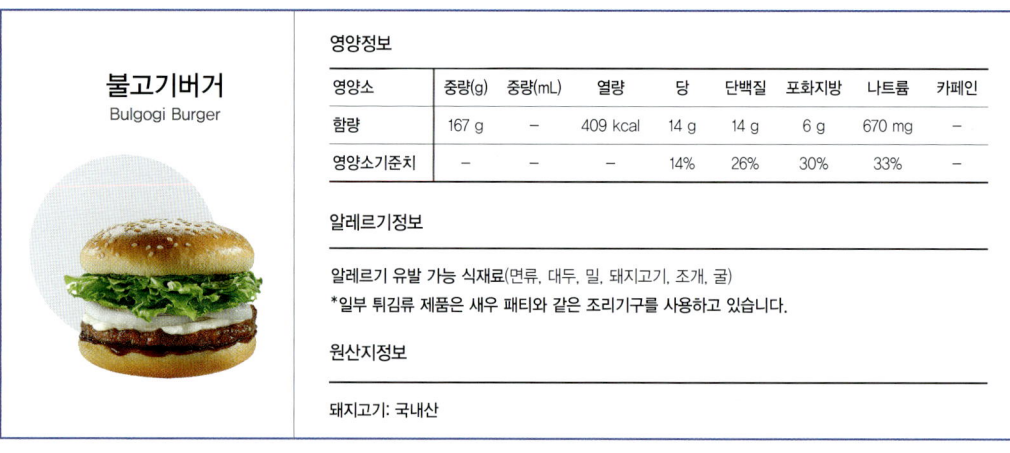

출처: 맥도날드 홈페이지 제품 영양정보(2023년 2월 기준)

> **⚠ 주의사항**
> - 업체 홈페이지의 영양정보에는 탄수화물 함량이 제시되어 있지 않아 탄수화물의 총량을 확인할 수 없다. 당류가 적더라도 탄수화물 함량은 높을 수 있으므로 주의해야 함.

건강한 외식을 위한 실천방법 04

외식할 때는 건강에 유의하면서 맛있는 음식을 즐기는 것이 중요하다. 그러나 외식 메뉴에는 종종 에너지와 당류, 지방, 나트륨 함량이 높은 음식들이 많고, 자칫 과식하기 쉬워 건강에 해로울 수 있다. 따라서 개별 식사 계획에 맞추어 적절한 음식을 선택하고 건강하게 섭취하는 습관을 들이는 것이 중요하다.

1. 외식의 원칙

1) 외식 시 식사 시간은 평소 식사 일정에 맞추어 제때 하도록 한다.

2) 식사 전에 혈당을 측정하고, 혈당 결과에 따라 식사 계획을 세운다.

3) 가능한 곡류, 어육류, 채소가 골고루 들어있는 음식을 선택한다.

4) 외식 메뉴의 에너지와 영양성분을 파악하고, 평소 식사량과 비슷하도록 음식의 분량을 조절한다. 특히 혈당에 큰 영향을 미치는 탄수화물의 섭취량을 일정하게 유지할 수 있도록 신경 쓴다.

5) 에너지가 높거나 당류나 나트륨 함량이 높은 음식은 될 수 있으면 적게 섭취한다.

6) 알코올 및 후식은 가능한 피한다.

7) 다른 사람과의 식사 속도를 맞추면서 천천히 식사한다.

8) 외식 후 혈당을 다시 측정하고, 혈당이 높아졌다면, 적절히 대처한다.
   예: 충분한 운동으로 과잉의 에너지를 소모하거나 다음 끼니 식사량을 줄인다.
   예: 다회인슐린 주사 시에는 인슐린 용량 조정을 검토한다.

9) 다양한 식품을 골고루 섭취하지 못했다면 외식 시 부족한 식품은 다른 끼니에 보충한다.

10) 외식을 하게 되면 과식하기 쉬우므로 되도록 외식의 횟수를 줄인다.

04 건강한 외식을 위한 실천방법

2. 외식 시 음식 선택 및 섭취 요령

일반적으로 음식의 열량은 음식재료와 조리방법에 따라 다양하고, 제공되는 양을 얼마만큼 먹는지에 따라 달라진다. 외식메뉴를 선택할 때는 열량비교를 통해 열량이 낮은 음식을 선택하고, 고열량 음식을 먹을 때에는 적당한 양을 먹도록 한다.

1) 곡류군, 어육류군, 채소군을 골고루 포함하는 메뉴를 선택한다.
   예: 백반 정식, 쌈밥, 비빔밥, 버섯전골, 샤브샤브 등

2) 갈비, 삼겹살, 튀김류 등 기름기 많은 음식보다는 기름기가 적은 메뉴를 선택한다.
   예: 수육, 보쌈, 샤브샤브, 오븐구이 등

3) 달거나 짠 음식은 되도록 피하고 섭취 시에는 양을 줄여 먹는다.

4) 음식을 주문할 때 처음부터 많이 주문하지 않는다.
- 세트 메뉴보다는 꼭 먹고 싶은 음식만 골라서 주문한다.
- 크기나 중량을 선택하는 메뉴의 경우 작은 크기나 적은 중량의 음식을 주문한다.

5) 음식의 양이 자신에게 허용된 양보다 많을 때는 미리 덜어내고 먹는다.

6) 여러 가지 음식이 한꺼번에 제공될 때에는 열량이 적은 음식부터 우선 먹도록 한다.

7) 샐러드, 나물, 생채, 쌈 채소 등을 충분히 섭취하도록 한다.

8) 나트륨 함량이 많은 국이나 찌개, 탕류, 면류의 국물은 남기도록 한다.

건강한 외식을 위한 실천방법 04

3. 외식 종류별 식사요령

1) 한식

- 부식의 종류가 다양하여 영양적으로 잘 갖추어진 식사를 선택한다.
  예: 백반 정식, 쌈밥, 비빔밥, 회덮밥, 버섯전골 등
- 삼겹살, 갈비구이보다 샤브샤브나 보쌈 등을 선택한다.
- 고기 섭취 시 쌈이나 샐러드 등 채소를 함께 섭취하여 고기 섭취를 줄인다.
- 고기 종류, 부위, 조리방법 등에 따라 열량 및 지방 함량의 차이가 크므로 가능한 에너지와 지방 함량이 적은 것을 선택한다(표 참조).
- 고기 주문 시에는 1인분 기준량을 반드시 확인하여 고기양은 조금 적은 듯 주문하고, 구이용 채소가 있다면 함께 주문한다.
- 고기를 구워 먹는다면 직화구이는 피하고, 조리 시 타지 않도록 주의한다.
- 주식인 밥양을 평소 분량만큼으로 조절하고 다양한 반찬과 함께 식사한다.
- 젓갈류나 장아찌 등의 섭취를 제한하며 국이나 찌개는 건더기 위주로 섭취한다.
- 샐러드, 나물, 생채, 쌈 채소 등을 충분히 섭취한다.
- 소스나 쌈장, 양념장은 가능한 한 적게 섭취한다.

04 건강한 외식을 위한 실천방법

표 35 | 음식 종류별 식품군 구성 비교

음식명(조리후 중량)	주재료 양*(g, 단위생략)	식품군				
		곡류군	어육류군	채소군	지방군	기타
기본식단	현미밥 140 근대된장국 35 두부조림 80 조기구이 50 깻잎순나물 70 백김치 50	2	저 1 중 1	2.5	2	
돌솥비빔밥(380 g)	쌀 110, 돼지고기 18, 달걀 60, 도라지, 시금치, 콩나물, 고사리, 양파, 당근, 고추장, 참기름	3.6	중 1.5	2	1.5	고추장
버섯전골(300 g) + 보리밥 1공기 (210 g)	쌀 80, 보리 10, 느타리 55, 표고 15, 송이 30, 소고기(양지) 55, 미나리 20, 실파 20, 양념장	3	중 1.5	4	0.5	
모듬회덮밥(410 g)	쌀 90, 모듬회 170, 날치알 10, 상추, 오이, 풋고추, 당근, 초고추장	3	저 1.5 중 2	1	1	초고추장
바지락칼국수(700 g)	칼국수면 200, 바지락 100, 애호박 35	5	저 1.5	0.5		
비빔국수(500 g)	소면 140, 배추김치 40, 열무김치 20, 양파 20, 오이 60, 상추 15, 참기름 4	4.5		2.5	1	고추장 양념
소불고기(200 g)	소고기(목심) 170, 양파, 파, 표고버섯, 당근		중 4	1	1	양념
소갈비양념구이(300 g)	소갈비 370, 양념 79		고 6		1	양념
삼겹살구이(200 g)	삼겹살 320, 참기름 6, 소금 3		고 8		1	
고기만두(220 g)	돼지고기 80, 두부 60, 당면 16, 만두피 60, 부추 16, 마늘, 파	1.5	중 2.5	0.5		
군만두(220 g)	돼지고기 70, 만두피 60, 당면 40, 호박, 부추, 식용유	2	중 2	0.5	3.5	
떡국(700 g)	떡국떡 200, 달걀 15, 소고기(양지) 30, 육수	4	1			육수
사골만두국(600 g)	떡국떡 75, 냉동만두 125, 달걀 40, 대파, 김	2.5	4	1		사골육수

건강한 외식을 위한 실천방법 04

에너지 및 영양소*				비고
에너지 (kcal)	탄수화물 (g)	단백질 (g)	지방 (g)	
465	54	25	17	영양적으로 균형 잡힌 식단의 예
558	93.8	20.5	11.2	균형 잡힌 식사. 개별 식사 계획에 맞추어 밥량 조절 필요
556	87.8	21.2	13.2	균형 잡힌 식사
594	72.8	37.3	17.0	회 양을 조금 줄이고 채소 양 늘리면 더 좋음. 초고추장 양 조절 필요
577	111.8	24	3.7	면의 양에 따라 탄수화물 섭취가 크게 달라지므로 면 양 조절 및 버섯 등 채소 추가 필요
512	102.4	15.1	4.8	
339	8.5	32.8	19.3	고기 종류 및 조리법, 분량에 따라 에너지 차이가 크므로 기름기 적은 부위로 양 조절 필요
723	4.8	77.7	43.7	
934	0.7	45.1	83.4	
350	38.3	27.2	9.8	조리법에 따라 에너지 차이가 크므로 찌거나 굽는 요리법 선택
515	56.3	15.5	25.3	
588	114.6	24	3.7	떡 양에 따라 탄수화물 함량 차이가 큼. 떡 양을 줄이고 만두 또는 버섯 등 추가 권장
607	62.6	26.2	28.0	

* 주재료 양, 에너지 및 영양소 함량에 대한 출처: 식품영양성분 자료집(2020년)-식품의약품안전처

주의 | 음식점 마다 제공되는 음식의 양과 레시피가 다르고, 실제 섭취하는 양에 따라서도 에너지 및 영양소 함량은 달라질 수 있음.

04 건강한 외식을 위한 실천방법

표 36 | 고기 종류별, 부위별, 등급별, 조리방법별 영양성분 비교

		식품명	가식부 100 g 기준					
			에너지 (kcal)	탄수화물 (g)	단백질 (g)	지방 (g)	콜레스테롤 (mg)	포화지방산 (g)
고기 종류별	(생것 기준)	닭고기, 가슴	106	0	23.0	1.0	56.1	0.4
		오리고기, 살코기	117	0	21.0	3.1	97.9	1.2
		돼지고기, 살코기	203	0	19.5	12.8	63.2	4.8
		돼지고기, 삼겹살	372	0	13.9	33.3	69.7	13.3
		소고기, 한우, 등심	313	0	15.6	26.3	79.0	10.8
등급별	소고기, 한우등심 (생것 기준)	1++등급	349	0	15.8	30.0	66.5	9.1
		1+등급	333	0	16.9	27.8	77.2	9.4
		1등급	309	0	18.6	24.5	68.6	9.4
		2등급	275	0	18.3	21.1	56.1	7.3
		평균	313	0	15.6	26.3	79.0	10.8
고기 부위별	소고기, 한우1+등급 (생것 기준)	살코기	251	0	19.0	18.2	70.8	5.8
		갈비	388	0	15.5	34.3	84.8	10.9
		갈비(꽃갈비)	391	0	14.7	36.4	84.9	11.8
		등심	333	0	16.9	27.8	77.2	9.4
		등심(꽃등심살)	342	0	17.1	28.7	75.6	9.8
		안심	210	0	20.7	13.0	66.2	4.9
		목심	227	0	20.8	14.8	74.0	5.8
		사태	156	0	21.3	7.1	64.1	2.2
		설도	191	0	20.8	11.0	65.8	3.4
		양지	273	0	17.8	21.1	73.4	6.1
		양지(차돌박이)	484	0	11.2	46.5	105.4	11.8
		양지(치마살)	241	0	17.6	17.7	77.6	6.0
		우둔	179	0	22.5	8.9	61.5	2.1
		채끝	314	0	17.9	25.3	70.8	8.6

(계속)

건강한 외식을 위한 실천방법 04

식품명			가식부 100 g 기준					
			에너지 (kcal)	탄수화물 (g)	단백질 (g)	지방 (g)	콜레스테롤 (mg)	포화지방산 (g)
조리 방법별	닭고기, 날개	생것	178	0	18.8	10.5	94.8	3.2
		삶은것	233	0	25.1	13.5	119.6	4.1
		구운것(오븐)	244	0	26.4	14.1	116.6	4.3
		튀긴것(튀김옷)	324	10.9	19.9	21.8	79	5.8
			음식 200 g 기준					
조리 방법별		삼겹살고추장구이	806	25.3	28.4	65.7	71.0	26.2
		삼겹살구이	934	0.7	45.1	83.4	79.4	24.8
		돼지고기 수육	625	4.7	39.8	49.6	80.2	17.4
		탕수육	359	24.8	27.2	16.8	91.1	3.2
		돼지고기볶음	351	18.2	23.0	20.7	57.9	5.1

출처: 식품의약품안전처 식품영양성분 데이터베이스(2023년 2월 기준)

주의 | 고기 마블링 정도에 따라 에너지 및 영양소 함량이 달라질 수 있음.

04 건강한 외식을 위한 실천방법

표 37 | 음식 선택 양에 따른 차이

음식명	중량	에너지(kcal)	탄수화물(g)	단백질(g)	지방(g)
밥1/2공기(110 g) 밥1공기(210 g) 밥많이(300 g)	110 g	161	35	2.9	0.4
	210 g	307	67	5.6	0.7
	300 g	438	95	8.0	1.0
소면	건조 45 g	167	34	4.7	0.6
	건조 90 g	333	67	9.3	1.1
	건조 135 g	500	101	14.0	1.7
육개장	250 g	367	9.5	42.0	16.8
	450 g	660	17.2	75.6	30.2
	700 g	1,026	26.7	117.6	46.9

- 밥, 소면, 삼겹살 영양소 함량: 농촌진흥청 국가표준식품성분표 10.0 DB 참조하여 계산함.
- 육개장 영양소 함량: 농촌진흥청 메뉴젠 음식 DB 참조하여 계산함.

04 건강한 외식을 위한 실천방법

04 건강한 외식을 위한 실천방법

2) 일식

- 코스요리나 세트 메뉴는 과식하기 쉬우므로 단품 메뉴를 선택한다.
- 생선회의 경우 육류보다 포화지방산과 콜레스테롤 함량은 적지만, 많은 양을 섭취할 경우 고열량이 될 수 있으므로 양 조절에 주의한다.
- 튀김류는 열량이 높으므로 주의한다.
- 초밥의 경우 꼭꼭 뭉친 밥이므로 1인분의 밥 양에 주의한다.
- 채소류가 부족할 수 있으므로 샐러드 형태로 추가하여 먹는다.

건강한 외식을 위한 실천방법 04

표 38 | 일식 종류별 영양정보

음식명	1회 제공량 (g)	에너지 (kcal)	탄수화물 (g)	단백질 (g)	지방 (g)	총당류 (g)	식이섬유 (g)	나트륨 (mg)	콜레스테롤 (mg)	포화지방산 (g)	트랜스지방산 (g)	출처*
농어초밥	250	397	78.8	17.4	1.3	13.0	2.6	1,035	27	0.7	0.0	1
문어초밥	250	392	81.8	14.6	0.7	13.4	2.8	1,201	70	0.4	0.0	1
새우초밥	250	388	78.4	16.8	0.8	11.7	2.1	1,110	73	0.6	0.0	1
생선초밥(광어)	300	454	77.6	27.1	3.9	7.7	2.6	809	47	1.1	0.0	1
생선초밥(모듬)	300	462	76.4	25.4	6.1	8.7	2.3	969	71	1.5	0.0	1
연어초밥	250	447	71.0	18.9	9.7	12.9	4.0	1,064	32	1.8	0.1	1
장어초밥	250	486	80.7	16.5	10.8	13.7	3.2	1,271	103	2.9	0.1	1
한치초밥	250	374	77.9	13.7	0.9	13.1	1.5	1,199	100	0.5	0.0	1
생선모듬초밥	380	607	101.5	36.7	6.1	5.3	7.5	541	74	1.5	0.1	2
유부초밥	200	389	59.6	11.6	11.5	4.0	5.2	771	6	1.4	0.0	2
연어롤	300	500	74.3	18.6	15.4	8.5	9.0	1,212	62	2.8	0.1	1
캘리포니아롤	300	488	89.2	12.3	9.1	8.9	7.6	1,296	66	2.1	0.1	1
회덮밥	500	683	103.3	30.2	16.6	10.9	8.1	744	89	2.9	0.1	1
등심돈가스	200	624	38.5	33.0	37.5	3.7	2.0	574	98	9.1	0.3	1
안심돈가스	200	652	34.3	33.3	42.4	2.8	2.4	552	105	8.6	0.3	1
치즈돈가스	250	755	41.8	42.0	46.7	3.6	3.3	871	99	13.6	0.4	1
치킨까스	200	593	44.0	27.9	33.9	4.2	3.9	779	73	8.4	0.3	1
우동(일식)	700	422	74.2	13.4	7.9	2.5	20.2	2,390	26	1.5	0.0	1
김치우동	800	500	99.1	15.6	4.6	2.1	9.0	2,875	14	0.8	0.0	1

* 1. 외식영양성분자료집 통합본(2012~2017년) – 식품의약품안전처 2. 식품영양성분 자료집(2020년) – 식품의약품안전처

주의 | 음식점 마다 제공되는 음식의 양과 레시피가 다르고, 실제 섭취하는 양에 따라서도 에너지 및 영양소 함량은 달라질 수 있음.

04 건강한 외식을 위한 실천방법

3) 중식

- 지방과 나트륨 함량이 높은 메뉴가 많으므로 자주 이용하지 않도록 한다.
- 코스 요리나 세트 메뉴는 과식하기 쉬우므로 단품 메뉴를 선택한다.
- 짜장, 우동, 짬뽕 등의 면 종류는 보통 양으로 주문한다.
- 짬뽕, 우동의 경우 채소 건더기를 먼저 먹고 국물과 면은 조금 남기도록 한다.
- 탕수육, 깐풍기, 새우튀김, 군만두 등 튀긴 음식은 열량이 높으므로 먹는 양을 줄이고 소스는 소량만 섭취한다.

건강한 외식을 위한 실천방법 04

표 39 | 중식 종류별 영양정보

음식명	1회 제공량 (g)	에너지 (kcal)	탄수화물 (g)	단백질 (g)	지방 (g)	총당류 (g)	식이섬유 (g)	나트륨 (mg)	콜레스테롤 (mg)	포화지방산 (g)	트랜스지방산 (g)	출처*
자장면	650	797	133.6	19.8	20.3	7.8	21.8	2,392	11	8.5	0.2	1
삼선자장면	700	804	126.5	33.6	18.1	10.2	10.8	2,628	167	4.1	0.1	1
삼선우동	1,000	692	105.9	47.9	8.5	0.8	8.5	2,722	621	2.0	0.0	1
삼선짬뽕	900	662	101.7	39.6	10.8	1.1	7.7	2,689	312	1.9	0.0	1
기스면	1,000	607	89.8	37.8	10.7	0.5	6.9	2,765	417	2.1	0.0	1
삼선볶음밥	400	686	85.8	26.2	26.5	1.6	9.4	1,214	327	6.3	0.1	1
해물볶음밥	400	705	90.5	25.1	27.0	1.2	11.7	1,074	242	5.4	0.2	1
자장밥	500	742	120.1	15.2	22.3	5.4	12.1	1,560	26	8.6	0.2	1
잡탕밥	750	777	104.9	44.1	20.1	0.5	13.8	2,110	330	4.1	0.1	1
류산슬덮밥	550	575	74.0	27.0	19.0	0.4	10.2	1,579	121	3.4	0.1	1
송이덮밥	600	582	95.6	18.2	14.1	2.3	13.7	1,678	48	2.8	0.1	1
고추잡채	200	257	26.2	11.0	12.0	2.1	4.6	829	39	2.1	0.1	1
유산슬	220	189	9.0	16.6	9.7	4.7	4.0	464	67	1.7	0.1	2
잡채	200	291	48.5	9.4	6.6	1.5	7.4	720	45	1.1	0.1	2
팔보채	220	197	7.5	27.3	6.4	4.6	5.5	1,884	112	0.9	0.0	2
양장피	220	292	24.1	16.1	14.6	1.0	4.1	1,090	145	2.7	0.1	2
탕수육	200	359	24.8	27.2	16.8	19.1	2.9	815	91	3.2	0.1	2
깐풍기	150	345	27.4	18.9	17.7	4.6	1.0	616	88	2.9	0.2	2
라조기	200	399	26.2	20.7	23.5	0.2	2.8	649	91	5.2	0.2	1
난자완스	200	346	19.2	21.6	20.4	0.5	3.4	703	77	4.6	0.2	1

* 1. 외식영양성분자료집 통합본(2012~2017년) - 식품의약품안전처   2. 식품영양성분 자료집(2020년) - 식품의약품안전처

주의 | 음식점 마다 제공되는 음식의 양과 레시피가 다르고, 실제 섭취하는 양에 따라서도 에너지 및 영양소 함량은 달라질 수 있음.

04 건강한 외식을 위한 실천방법

4) 양식

- 단 음료가 포함된 세트 메뉴보다는 단품 메뉴를 선택하고, 샐러드를 곁들여 섭취한다.
- 돈가스, 생선가스 등 튀김류 보다 구운 메뉴를 선택한다.
- 크림 스파게티보다는 오일 스파게티를 선택한다.
- 크림 수프보다는 담백한 채소 수프를 선택한다.
- 샐러드는 저열량 소스를 선택하고, 소스는 되도록 적게 섭취한다.
- 빵은 허용된 곡류군 양에 맞추어 섭취하며, 버터나 잼을 바르지 않는다.
- 곁들여 나오는 감자튀김이나 으깬 감자 등은 가능한 한 적게 섭취한다.
- 가당음료나 와인 등은 가능한 피한다.

건강한 외식을 위한 실천방법 04

표 40 | 양식 종류별 영양정보

음식명		1회 제공량 (g)	에너지 (kcal)	탄수화물 (g)	단백질 (g)	지방 (g)	총당류 (g)	식이섬유 (g)	나트륨 (mg)	콜레스테롤 (mg)	포화 지방산 (g)	트랜스 지방산 (g)	출처*
스파게티	오일소스	400	647	89.4	19.6	23.4	1.4	11.1	1,124	31.6	3.9	0.1	1
	크림소스	400	838	73.8	21.8	50.6	9.2	4.8	1,030	126.6	25.7	1.0	1
	토마토소스	500	643	93.2	24.4	19.2	15.6	7.3	1,509	49.2	5.4	0.2	1
	해물크림소스	500	918	87.0	30.4	49.8	8.4	8.0	1,324	210.9	24.7	0.9	1
	해물토마토소스	500	584	87.2	28.0	13.7	13.5	8.3	1,533	159.6	3.1	0.1	1
	미트볼 토마토소스	500	899	88.1	36.7	44.4	4.5	13.7	1,089	62.9	7.2	0.2	2
등심스테이크		200	388	0.3	60.4	16.1	0.0	2.4	268	168.4	7.7	0.7	2
안심스테이크		200	366	0.3	69.6	9.7	0.0	3.8	205	160.5	0.4	0.0	2
함박스테이크		200	347	14.4	24.2	21.5	0.1	2.5	395	93.5	6.6	0.3	2
등심돈가스		200	624	38.5	33.0	37.5	3.7	2.0	574	98.2	9.1	0.3	1
안심돈가스		200	652	34.3	33.3	42.4	2.8	2.4	552	105.5	8.6	0.3	1
치즈돈가스		250	755	41.8	42.0	46.7	3.6	3.3	871	98.8	13.6	0.4	1
생선가스		200	653	46.6	24.3	41.1	2.0	3.8	789	72.7	8.0	0.3	1
불고기피자		200	505	61.2	27.4	16.7	9.2	4.9	917	45.7	9.3	0.4	1
콤비네이션피자		200	548	51.1	21.4	28.7	9.7	5.1	883	42.3	7.7	0.2	2
양송이수프		100	105	8.1	2.4	7.0	2.5	1.6	170	17.0	3.9	0.1	2
모닝빵		70	220	36.5	6.7	5.2	5.6	1.7	342	28.4	2.1	0.0	2
감자튀김		150	468	52.7	6.8	25.5	0.6	5.9	117	0.0	4.9	0.1	2

* 1. 외식영양성분자료집 통합본(2012~2017년) – 식품의약품안전처   2. 식품영양성분 자료집(2020년) – 식품의약품안전처

주의 | 음식점 마다 제공되는 음식의 양과 레시피가 다르고, 실제 섭취하는 양에 따라서도 에너지 및 영양소 함량은 달라질 수 있음.

04 건강한 외식을 위한 실천방법

5) 분식

- 분식집에서 흔히 먹게 되는 라면, 떡볶이 등은 대부분이 곡류가 주재료인 음식으로 1인분을 다 먹기보다 일부 남기고 다른 끼니에 채소와 어육류의 부족분을 보충한다.

건강한 외식을 위한 실천방법 04

표 41 | 분식 종류별 영양정보

음식명	1회 제공량 (g)	에너지 (kcal)	탄수화물 (g)	단백질 (g)	지방 (g)	총당류 (g)	식이섬유 (g)	나트륨 (mg)	콜레스테롤 (mg)	포화지방산 (g)	트랜스지방산 (g)	출처*
김밥	230	323	46.0	11.1	10.5	0.0	3.1	705	44	2.5	0.1	2
샐러드김밥	250	406	61.5	9.6	13.5	3.4	3.2	911	85	2.8	0.1	1
김치김밥	270	351	51.8	11.6	10.9	0.8	4.8	943	128	2.9	0.1	2
소고기김밥	250	448	64.4	16.2	13.9	0.1	3.6	667	98	4.0	0.4	2
참치김밥	250	435	50.7	17.5	18.1	1.8	4.5	837	84	3.5	0.1	2
채소김밥	280	442	74.6	12.9	10.2	0.4	9.6	865	84	2.8	0.1	2
치즈김밥	270	477	59.7	16.9	19.0	0.6	7.1	456	95	6.6	0.3	2
라면	550	451	75.1	9.5	12.5	0.0	5.5	1,559	0	4.5	0.0	2
달걀라면	550	596	95.3	14.4	17.5	1.0	4.5	1,007	157	7.4	0.1	2
떡라면	550	525	84.0	11.2	16.1	0.0	4.3	1,483	0	5.5	0.0	2
떡만두국	600	667	92.8	21.2	23.4	0.1	10.9	1,237	68	3.4	0.1	2
고기만두	220	350	38.3	27.2	9.8	0.4	5.1	453	44	1.3	0.0	2
군만두	220	515	56.3	15.5	25.3	6.1	7.7	846	21	7.2	0.1	2
김치만두	220	334	37.4	22.5	10.5	0.8	4.6	865	51	0.2	0.1	2
김치볶음밥	330	551	51.9	17.6	30.3	45.9	9.4	1,550	232	4.7	0.1	2
오므라이스	400	693	82.1	26.0	28.9	12.8	9.6	1,730	348	5.5	0.1	2
떡볶이	180	260	46.7	6.3	5.3	7.9	1.9	703	4	0.5	0.0	2
라볶이	200	268	40.3	5.7	9.4	1.9	3.9	622	5	2.9	0.1	2
고구마튀김	100	253	33.8	2.7	11.9	7.7	2.1	148	21	1.7	0.1	1
채소튀김	100	405	36.8	3.3	27.1	6.4	3.0	278	0	4.3	0.2	2
오징어튀김	150	506	33.7	18.6	33.0	0.5	3.4	505	141	5.1	0.3	2
김말이튀김	150	385	39.8	3.0	23.8	1.2	3.3	482	0	3.2	0.1	2
떡강정	200	498	95.8	7.6	9.4	10.7	2.6	893	0	1.9	0.1	2

* 1. 외식영양성분자료집 통합본(2012~2017년) – 식품의약품안전처   2. 식품영양성분 자료집(2020년) – 식품의약품안전처

주의 | 음식점 마다 제공되는 음식의 양과 레시피가 다르고, 실제 섭취하는 양에 따라서도 에너지 및 영양소 함량은 달라질 수 있음.

04 건강한 외식을 위한 실천방법

6) 죽식

- 단일 메뉴로써 곡류가 주재료인 음식이므로 부족한 단백질이나 채소류를 보충하는 것이 필요하다.
- 호박죽, 단팥죽 등 단 맛이 있는 죽 종류는 설탕이 첨가되어 있으므로 주의하도록 한다.

건강한 외식을 위한 실천방법 04

표 42 | 죽식 종류별 영양정보

음식명	1회 제공량 (g)	에너지 (kcal)	탄수화물 (g)	단백질 (g)	지방 (g)	총당류 (g)	식이섬유 (g)	나트륨 (mg)	콜레스테롤 (mg)	포화 지방산 (g)	트랜스 지방산 (g)	출처*
게살죽	800	565	107.4	17.9	7.1	0.2	5.5	1,454	50	2.1	0.1	1
깨죽	800	515	79.3	13.7	15.9	3.6	9.8	1,160	0	2.8	0.0	1
소고기버섯죽	800	578	109.0	18.8	7.5	0.3	3.0	1,262	26	2.7	0.1	1
잣죽	700	874	155.3	19.2	19.6	2.4	5.4	879	0	2.0	0.2	1
참치죽	800	660	104.6	24.2	16.1	1.4	5.4	1,342	40	1.8	0.1	1
닭죽	400	177	28.6	10.7	2.3	0.0	0.3	467	30	1.3	0.0	2
소고기죽	400	244	50.4	8.6	0.9	0.0	0.3	1,064	8	0.9	0.0	2
전복죽	400	317	38.5	7.3	14.9	0.0	6.2	632	34	0.7	0.0	2
채소죽	400	174	30.5	6.8	2.8	0.7	6.1	895	0	0.7	0.0	2
팥죽	400	324	66.6	12.7	0.8	0.1	8.3	509	0	0.3	0.0	2
호박죽	400	198	26.3	7.7	6.8	14.2	10.4	167	0	0.1	0.0	2
흑임자죽	400	246	14.6	4.4	18.9	3.0	2.9	636	0	1.1	0.3	2

* 1. 외식영양성분자료집 통합본(2012~2017년) – 식품의약품안전처   2. 식품영양성분 자료집(2020년) – 식품의약품안전처

주의 | 음식점 마다 제공되는 음식의 양과 레시피가 다르고, 실제 섭취하는 양에 따라서도 에너지 및 영양소 함량은 달라질 수 있음.

04 건강한 외식을 위한 실천방법

7) 패스트푸드

- 치킨, 햄버거, 피자 등은 나트륨과 지방 함량이 많고, 사이드로 섭취하는 음료와 간식은 탄수화물과 에너지 함량이 높아 주의가 필요하다.
- 음료와 사이드 메뉴가 포함된 세트 메뉴보다는 단품 메뉴를 선택한다.
- Big, Giant, Grand, Tall 같은 표기가 있는 메뉴는 주문을 자제한다.
- 양념 또는 후라이드 치킨보다는 그릴에 구워 기름기를 줄인 메뉴를 선택한다.
- 단 음식(푸딩, 페스트리, 파이, 도넛, 케이크, 과일 통조림, 아이스크림)이나 음료수(코코아, 밀크셰이크 등)도 피해야 한다.
- 콜라, 사이다 등의 음료 대신 제로칼로리음료나 물을 선택한다.
- 샐러드 메뉴가 있다면 곁들이도록 한다.
- 패스트푸드 전문점(피자, 햄버거, 패밀리 레스토랑 등)의 경우 업체 홈페이지에 메뉴와 해당 메뉴의 영양정보가 게시되어 있으므로 미리 참고하도록 한다. 업체 홈페이지에 게시된 영양정보에는 탄수화물 함량이 제시되어 있지 않다. 당류가 적더라도 탄수화물 함량은 높을 수 있으므로 주의한다.

건강한 외식을 위한 실천방법　04

🍔 맥도날드 메뉴 영양정보

제품명		중량 (g/mL)	에너지 (kcal)	당류 (g)	단백질 (g)	포화지방산(g)	나트륨 (mg)	비고
햄버거		101	266	7	13	3	450	패티 종류 및 개수에 따라 에너지 차이가 큼
불고기버거		167	409	14	14	6	670	
에그불고기버거		222	491	14	21	7	748	
더블불고기버거		237	635	15	26	13	997	
후렌치후라이	Small	74	210	0	3	0.7	183	사이즈에 따라 영양소 함량이 다름. 후렌치후라이는 소금 첨가 여부 선택 가능
	Medium	114	324	0	5	1	282	
	Large	140	397	0	7	1.3	346	
맥너겟	Small (4조각)	64	163	0	10	1.1	369	
	Medium (6조각)	95	244	0	15	2	553	
	Large (10조각)	160	407	0	25	3	922	
코카콜라	Small	320	95	24	0	0	7	콜라는 당류 함량이 높으므로 음료는 커피(아메리카노) 또는 제로콜라 선택 권장
	Medium	425	133	33	0	0	13	
	Large	610	185	46	0	0	13	
제로콜라	Small	320	0	0	0	0	24	
	Medium	425	0	0	0	0	34	
	Large	610	0	0	0	0	47	
불고기버거 세트		–	732~872	–	–	–	–	세트 메뉴보다는 단품 메뉴 권장
더블불고기버거 세트		–	959~1,098	–	–	–	–	

출처: 맥도날드 홈페이지 제품 영양정보(2023년 2월 기준)

주의 | 업체 홈페이지의 영양정보에는 탄수화물 함량이 제시되어 있지 않아 탄수화물의 총량을 확인할 수 없음. 당류가 적더라도 탄수화물 함량은 높을 수 있으므로 주의해야 함.

04 건강한 외식을 위한 실천방법

8) 뷔페식

- 뷔페식은 메뉴가 다양하므로 조금씩 먹더라도 과식하기 쉽다. 그러므로 꼭 먹고 싶은 음식을 취사선택하여 섭취량을 조절한다.
- 먼저 선택 가능한 음식의 종류를 눈으로 파악하고 식사 계획을 세운다.
- 첫 번째 접시는 채소류 위주로 양을 먼저 채우고 기름과 당류가 적은 담백한 어육류 찬을 선택한다.
- 초밥, 국수, 잡채, 파스타, 피자 등 탄수화물이 포함된 메뉴는 평소 식사 계획 시 곡류군의 양을 초과하지 않도록 주의하고, 떡, 케이크, 주스, 아이스크림 등의 디저트는 피하는 것이 좋다.
- 대화를 나누며 천천히 식사한다.

9) 커피 및 음료

- 커피음료는 영양표시를 확인하고 작은 사이즈로 선택한다.
  : 특히 캔커피나 병 제품의 커피에는 당류와 에너지 함량이 높은 것들이 많으므로 영양표시를 꼭 확인한다.
- 가능하면 블랙커피나 아메리카노와 같은 저열량 제품으로 선택한다.
- 휘핑크림은 가능한 제외한다.
- 단맛을 원한다면 설탕 대신 저열량감미료를 사용한다.
- 커피전문점에서 우유 종류, 시럽, 휘핑크림 등의 종류와 양을 자유롭게 선택할 수 있다. 지방 및 당류의 섭취를 줄이기 위해선 일반 우유보단 저지방, 무지방, 혹은 오트 우유 등으로 변경하고, 시럽의 경우 당류 함량이 높으므로 생략하거나 양을 줄여 섭취한다.
- 커피와 함께 쿠키나 케이크 등의 간식을 주문하지 않는다.
- 커피전문점에서 판매하는 음료와 커피 중에는 당류 함량이 높은 제품들이 많으므로 제품의 영양표시나 업체 홈페이지의 영양정보를 확인하는 습관을 들인다.
- 당류를 함유한 음료를 마신 경우에는 계획된 식사량에서 당류를 줄여서 섭취한다.

건강한 외식을 위한 실천방법 04

☕ 스타벅스 커피 영양정보

제품명	사이즈 (용량)	에너지 (kcal)	당류 (g)	단백질 (g)	포화 지방산(g)	나트륨 (mg)	카페인 (mg)	비고
아메리카노	Tall (355 mL)	10	0	1	0	5	150	에스프레소 + 물
아메리카노 (아이스)	Tall (355 mL)	10	0	1	0	5	150	에스프레소 + 물 + 얼음
카페라떼	Tall (355 mL)	180	13	10	5	115	75	에스프레소 + 스팀 밀크
카페라떼 (아이스)	Tall (355 mL)	110	8	6	3.5	75	75	에스프레소 + 스팀 밀크 + 얼음
카페모카	Tall (355 mL)	290	25	10	9	105	95	에스프레소 + 스팀 밀크 + 초콜릿 모카 시럽 + 휘핑 크림
카페모카 (아이스)	Tall (355 mL)	250	21	7	8	70	95	에스프레소 + 스팀 밀크 + 초콜릿 모카 시럽 + 휘핑 크림 + 얼음

출처: 스타벅스 홈페이지 제품 영양정보 (2023년 2월 기준)

❶ 사이즈 조절 가능: Short(237 mL), Tall(355 mL), Grande(473 mL), Venti(591 mL)
❷ 대표 퍼스널 옵션
  – 커피 샷, 얼음/물 양 조절
  – 시럽(바닐라, 헤이즐넛, 카라멜)
  – 휘핑크림(일반/에스프레소 휘핑) 종류 및 양 조절 선택 가능
  – 드리즐(카라멜/초콜릿) 종류 및 양 조절 선택 가능
❸ 우유 선택
  – 우유가 들어가는 제품은 우유 종류 선택 가능
  – 일반/저지방/무지방/두유/오트(귀리)
❹ 시럽 선택
  – 기본적으로 시럽이 들어가는 제품의 경우, 기본 시럽 수 보다 적게/많이 선택 가능
    예) 카페모카 기본옵션: 모카 시럽 3펌프

05 가정간편식(Home Meal Replacement) 활용

사회환경과 생활습관의 변화로 가정간편식(Home Meal Replacement, HMR)의 이용이 증가하면서 간편조리세트(밀키트, meal kit)와 식단형 식사관리제품 등의 새로운 식품 유형이 나왔다. 식단형 식사관리식품은 영양관리가 중요한 만성질환자가 도시락 또는 간편조리세트 형태로 가정에서 쉽고 간편하게 식사를 할 수 있도록 제조된 것으로 질환별 영양요구에 적합하게 제조되어야 한다.

당뇨병환자들의 식사 교육 시 식단형 식사관리제품을 포함한 가정간편식에 대한 올바른 정보를 제공하고, 식품선택 및 조리방법 안내 등 건강한 식사를 위한 교육이 중요하다. 특히 한 끼 식사 구성으로 이루어진 식단형 식사관리제품이 아닌 단품 형태의 가정간편식을 이용할 때는 영양 불균형의 문제나 탄수화물 섭취량의 일관성 부족 등이 문제가 될 수 있으므로 반드시 식사 구성이나 보충해야 할 식품에 대한 조언이 필요하다. 자주 이용하는 가정간편식 제품의 목록을 정리해두거나 영양표시사항을 사진 찍어두었다가 추후관리 시 영양사와 상의하면 가정간편식을 현명하게 이용하는 데 도움이 될 것이다.

식품 분류		설명
특수의료용도식품	당뇨환자용 식단형 식품	당뇨병환자 등 당질 섭취관리가 필요한 사람의 영양요구에 맞추어 당질, 포화지방 등의 섭취를 관리하면서 탄수화물, 지방, 단백질 등 주요 영양성분을 균형 있게 섭취할 수 있도록 적절한 재료를 선정하고 이를 영양요구에 맞게 구성하여 한 끼 식사 전체를 대신할 수 있도록 제조·가공한 제품
즉석섭취·편의식품류	신선편의식품(Fresh convenience foods)	농·임산물을 세척, 박피, 절단 또는 세절 등의 가공공정을 거치거나 이에 단순히 식품 또는 식품첨가물을 가한 것으로서 그대로 섭취할 수 있는 식품 예) 샐러드, 새싹채소 등
	즉석섭취식품(Ready to eat, RTE)	동·식물성 원료에 식품이나 식품첨가물을 가하여 제조·가공한 것으로 조리과정 없이 그대로 섭취 할 수 있는 식품 예) 도시락, 김밥, 햄버거, 선식 등
	즉석조리식품(Ready to cook, RTC)	동·식물성 원료에 식품이나 식품첨가물을 가하여 제조·가공한 것으로 단순가열 등의 가열조리과정을 거치면 섭취할 수 있도록 제조된 식품 예) 국, 탕, 수프, 순대 등(간편조리세트에 속하는 것은 제외)
	간편조리세트(Ready to prepare, RTP)	조리되지 않은 손질된 농·축·수산물과 가공식품 등 조리에 필요한 정량의 식재료와 양념 및 조리법으로 구성되어, 제공되는 조리법에 따라 소비자가 가정에서 간편하게 조리하여 섭취할 수있도록 제조한 제품

출처: 식품공전 제5장. 식품별 기준 및 규격(2023년 11월 기준) 중 발췌

가정간편식(Home Meal Replacement) 활용   05

1) 제품 선택 시 주의사항

- 당뇨병환자 영양요구에 적합하게 제조된 당뇨환자용 식단형 식품을 우선 고려하도록 한다.
- 당뇨환자용 식단형 식품의 기준에 부합하지만 즉석섭취·편의식품류인 경우도 있으므로, 식품유형만으로 판단하지 않도록 한다.
- 일반식품의 경우 '저염', '저당' 등의 영양강조표시가 되어 있다 하더라도 환자용 제품과는 다를 수 있음에 주의해야 한다. (예: 저당 식품이지만 포화지방 함량이 과다할 수 있다.)
- 가격, 보관기간, 배송 가능여부, 접근성, 조리능력, 맛, 제품 특성 등을 고려하여 환자에 맞는 제품 선택할 수 있도록 안내한다.

> **당뇨환자용 식단형 식품 제조기준 중 영양적 주의사항**
>
> - 한 끼 식사의 열량 500~800 kcal(성별, 나이, 체중, 비만도 등을 고려)
> - 곡류, 어·육류, 채소류를 균형 있게 구성
> - 탄수화물은 전곡, 채소, 과일 등으로부터 공급하고 식이섬유가 높은 식품을 우선 사용
> - 콜레스테롤, 포화지방, 트랜스지방이 많이 함유된 식품은 가능한 한 사용하지 않음
> - 포화지방 유래 열량 : 총 열량의 10% 미만
> - 단당류 및 이당류 유래 열량 : 총 열량의 10% 미만
> - 단백질, 탄수화물, 지방 등을 균형 있게 섭취할 수 있도록 제조, 단백질은 18 g 이상 나트륨함량은 1,350 mg 이하여야 함

출처: 식품공전 제5장. 식품별 기준 및 규격, 11절 특수의료용도식품(2023년 11월 기준) 중 발췌

05 가정간편식(Home Meal Replacement) 활용

2) 영양성분 확인하기

- 1회 제공량/총 제공량을 구분하여 에너지와 영양성분을 확인한다.
 (나에게 적절한 에너지 및 탄수화물 양과 비교)
- 당류의 함량 확인하여 당류가 적게 포함된 식품을 선택한다.
- 지방 중에서 트랜스지방과 포화지방이 적게 포함된 식품을 선택한다.
- 나트륨 함량이 적은 식품으로 선택한다.

3) 즉석섭취식품 이용 시

- 나트륨 함량이 많은 밑반찬보다는 나물이나 샐러드류, 고기볶음, 생선/두부구이 등의 반찬을 이용하도록 권장한다.
- 샐러드를 이용할 경우 소스를 뿌리지 말고 찍어 먹는 것이 에너지 및 나트륨을 줄일 수 있다.
- 즉석섭취식품의 경우는 소비기한을 반드시 확인하여 위생상의 문제가 발생하지 않도록 주의한다.

4) 즉석조리식품 이용 시

- 제품에 표시된 보관방법, 조리요령 등에 대한 설명서를 확인하고 제대로 지키는 것이 제품의 맛과 질을 유지할 수 있다.
- 국의 경우 건더기 양이 적은 경우가 많으므로 버섯, 양파, 숙주, 콩나물, 파 등 이용 가능한 채소와 두부, 달걀 등을 추가하여 가열조리한다.
- 즉석밥이나 즉석죽, 소비기한이 비교적 긴 냉동식품의 경우는 비상 식품으로 집에 갖춰 두는 것도 식사를 거르지 않고 간단히 해결하는 데 도움을 줄 수 있다.
- 즉석밥과 즉석죽의 경우 1회 포장 단위가 다양하므로 본인의 양에 맞는 제품을 선택한다.
- 쌀밥보다는 잡곡이나 곤약이 함유된 제품을 이용하는 것을 권장한다.

가정간편식(Home Meal Replacement) 활용　05

- 고칼륨혈증 또는 만성콩팥병 4, 5단계의 합병증을 동반한 경우에는 쌀밥을 선택한다.
- 볶음밥의 경우 1회 분량과 에너지를 확인하고 양이 부족한 경우 다진 채소를 추가하거나 달걀을 스크램블 또는 프라이 형태로 추가하도록 한다.
- 즉석죽의 경우 쌀을 제외한 건더기 양이 부족한 경우가 많으므로 가정에서 준비된 반찬을 함께 먹거나 볶은 고기, 달걀, 참치, 새우 등의 단백질 급원 식품과 잘게 다진 채소를 죽에 추가하여 조리하는 것이 좋다.
- 양념된 고기의 경우 버섯, 양파, 파 등을 추가하여 조리하거나 샐러드, 상추, 오이 등 생채소를 꼭 곁들여 먹는다.

5) 간편조리세트(밀키트) 이용 시

- 밀키트 이용 시에는 단백질 급원과 채소가 골고루 함유되어 있고, 지방 함량이 적은 제품을 선택한다.
  예) 밀푀유나베, 보쌈세트, 월남쌈, 샤브샤브, 버섯 전골 등
- 레시피 및 조리방법 등에 대한 설명서를 잘 확인하고, 냉장고에 이용가능한 채소가 있다면 조금 더 추가하여 조리한다.
- 소스의 양은 넉넉하게 제공되는 편이므로 양을 조절해서 사용한다.

06 기타 정보

1. 알코올

1) 주류의 에너지와 주요 성분

표 43은 대표적인 주류의 에너지와 탄수화물, 당류, 알코올 함량을 제시하였다. 제시된 양은 100 g당 함량으로, 탄수화물은 당류가 포함된 양이다. 과실주와 칵테일에는 알코올 외에도 탄수화물과 당류가 상당히 포함되어 있다는 점을 유의하여야 한다. 곡주는 상대적으로 적은양의 탄수화물과 당류가 포함되어 있지만 도수가 낮은 술은 한 번에 마시는 양이 많아지면 섭취하는 탄수화물과 당류도 많아질 수 있으므로 주의한다. 섭취량에 따라 곡류군과 교환하는 식사 계획을 고려한다.

표 43 | 주류의 에너지와 주요 성분의 함량(100 g당)

성분	에너지(kcal)	탄수화물(g)	당류(g)	알코올[1](g)
맥주, 알코올 4.5%	46	3.27	0.17	3.6
맥주, 흑맥주, 알코올 4.2%	45	3.6	0	3.4
소주, 알코올 17.8%	127	0.08	0	14.7
청주, 알코올 16%	132	4.24	3.11	13.1
막걸리, 알코올 6%	54	1.56	0.52	4.8
보드카, 알코올 40%	237	0	0	34.6
고량주, 알코올 50%	355	0	0	44.3
위스키, 알코올 40%	284	0.07	0.02	34.6
칵테일, 위스키사워, 알코올 16.8%	149	13.17	0	13.8
포도주, 적포도주, 알코올 13%	101	1.85	0.02	10.6
포도주, 백포도주, 샤르도네 10.7%	84	2.16	0.96	8.7
복분자주, 알코올 15%	137	7.49	5.38	12.3
매실주 10.2%	155	20.7	0	8.3

출처: 『국가표준식품성분표』 제10개정판. 농촌진흥청 국립농업과학원 농식품 올바로 – 국가표준식품성분표 검색 (rda.go.kr)

1) 주류별 도수에 섭씨 15도에서의 에틸알코올 비중(0.7947)을 고려하여 100 g당 중량으로 계산함(각 주류에서 알코올을 제외한 나머지 용액의 비중은 1로 가정하여 중량을 정하고 100 g의 함량으로 환산함)

기타 정보 06

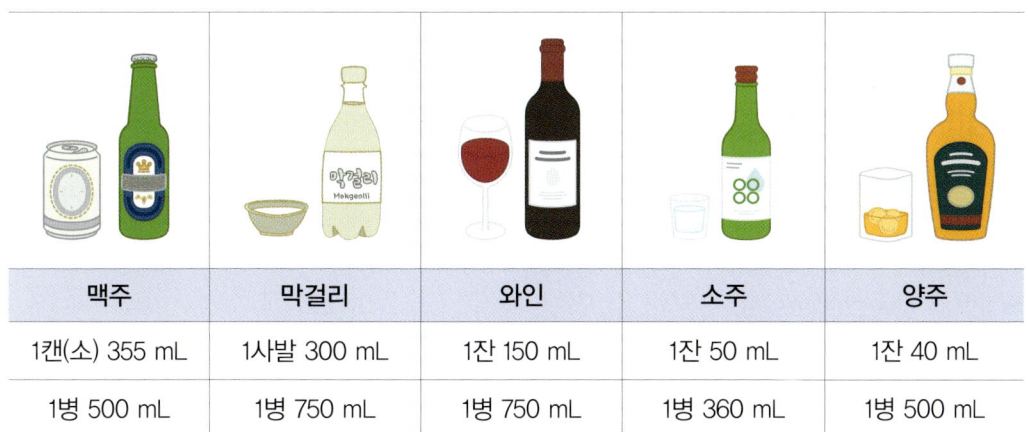

그림 1-3 주류별 용량

2) 주류의 식품표시

주류는 앞면의 주표시면과 뒷면의 정보표시면에 식품으로써 표시해야 하는 여러 정보가 기입되어 있다. 주표시면에는 제품명 외에 용량과 제조 연월일이 제시되어 있고, 정보표시면에서는 식품유형, 품목보고번호, 알코올함량, 원재료명 등이 제시되어 있다. 그림 1-4에 제시된 예시의 소주는 알코올 함량 17.8% 360 mL 용량으로 한 병을 모두 마실 경우 50.9 g(0.178×360×0.7947) 의 알코올을 섭취하게 된다.

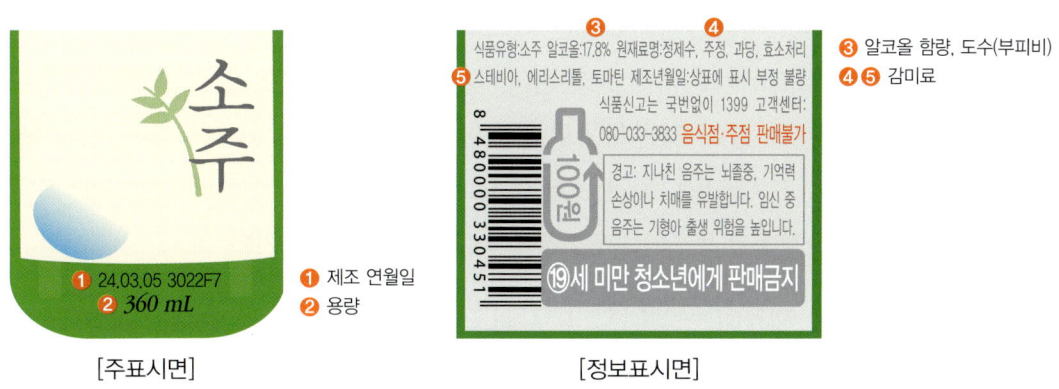

그림 1-4 주류의 식품표시 설명

2. 감미료

1) 감미료의 분류 및 특성

감미료란 식품에 감미(단맛)를 부여할 목적으로 첨가하는 식품 또는 식품첨가물의 총칭이다. 감미료는 크게 영양감미료(nutritive sweeteners)와 비영양감미료(non-nutritive sweeteners)로 구분할 수 있다.

영양감미료는 체내에서 대사되어 에너지를 내며 단당류와 이당류, 당알코올 등을 포함한다. 가장 대표적인 영양감미료는 설탕이며, 설탕의 단맛은 다른 감미료의 감미도를 측정하는 기준이 된다. 당알코올에 속하는 소비톨, 만니톨, 자일리톨 등은 무가당 껌이나 사탕 등에 사용된다. 당알코올은 설탕에 비해 체내에서 소화·흡수되는 속도가 느리며, 이에 따라 약 1.5~3.0 kcal/g의 에너지를 제공한다. 섭취 시 입 안에서 박테리아에 의한 대사가 잘 이루어지지 않으므로 설탕에 비해 충치를 유발하지 않는다. 그러나 다량의 섭취 시 복부팽만, 가스, 설사를 유발할 수 있다고 알려져 있다.

비영양감미료는 대체감미료 또는 인공감미료로 불리기도 한다. 설탕을 대체하여 단맛을 내면서도, 에너지 제공이 거의 없거나 적은 감미료들이 해당된다. 특히 비영양감미료는 설탕과 비교했을 때 감미도가 매우 높기 때문에 소량으로도 설탕의 단맛을 낼 수 있다. 비영양감미료에는 아스파탐, 아세설팜칼륨, 스테비아, 사카린나트륨, 수크랄로스, 나한과 등이 포함된다. 대부분 인공적으로 합성된 형태이며, 천연 식물이나 과일과 같이 자연계에서 추출한 성분으로 개발된 제품들도 있다(예를 들면, 스테비아, 나한과 등). 최근 소비자 및 환자들의 당류 섭취에 대한 관심이 높아지면서 비영양감미료가 많이 개발되고, 제품에 활용되고 있다.

감미료의 종류별 제공하는 에너지 및 감미도를 비교하여 표 44에 제시하였다. 또한 비영양감미료의 종류별 특성은 표 45와 같다.

기타 정보 06

표 44 | 감미료 종류별 에너지와 감미도 비교

		에너지 (kcal/g)	감미도 (설탕 기준 상대 감미도, 설탕=1)
당류	설탕	4	1
	포도당	4	0.7
	과당	4	1.2~1.4
	유당	4	0.2~0.4
당알코올	솔비톨	2.4	0.5~0.6
	말티톨	2.4	0.8~0.9
	에리스리톨	0	0.4~0.6
	자일리톨	2.4	0.7~0.8
올리고당/식이섬유	프락토올리고당	3	0.6~0.7
	이소말토올리고당	2.4	0.4~0.5
	난소화성말토덱스트린	2	< 0.2
	폴리덱스트로스	2	< 0.2
	치커리식이섬유	2	< 0.2
	물엿	4	0.3~0.6
기능성당	자일로스	4	0.4~0.6
	타가토스	1.5	0.8~0.9
	알룰로스	0	0.5~0.7
	팔라티노스	4	0.4~0.5
	트레할로스	4	0.4~0.6
고감미료	스테비아추출물	0	200~400
	나한과추출물	0	200~300
	감초추출물	0	200
	아스파탐	4	150~200
	사카린나트륨	0	200~300
	아세설팜칼륨	0	100~200
	수크랄로스	0	600

출처: 김양희 외. 저칼로리 저감미도 대체감미료 시장 및 동향. 식품과학과 산업, 2016;49:17-28.

06 기타 정보

표 45 | 비영양감미료의 종류 및 특성

종류	특성
아스파탐	다양한 가공식품과 제빵에 사용되고 있다. 아스파탐은 페닐알라닌을 다량 함유하고 있기 때문에 페닐케톤뇨증(Phenylketonuria, PKU)이 있는 사람은 사용을 제한해야 한다.
아세설팜칼륨	인체에서 소화되지 않으므로 에너지를 제공하지 않는다. 열에 안정적이므로 조리 및 제빵에 사용이 가능하다. 대부분이 체내에서 대사되지 않고 소변으로 배설된다.
스테비아	남미산 관목의 잎과 줄기에서 추출한 성분으로, 에너지를 제공하지 않는다. 열에 대해 안정적이며, 다양한 식품에 사용되고 있다.
사카린나트륨	비영양감미료 중 가장 오래된 것으로, 다양한 식품에 광범위하게 사용되고 있다. 가열하면 쓴 맛이 나기 때문에 조리 시에는 사용하지 않는다. 90개국 이상에서 승인을 받아 사용되고 있다.
수크랄로스	설탕으로 만든 비영양감미료로, 설탕의 수산기(-OH) 3개를 염소(Cl) 3개로 치환하여 만든다. 다양한 제품에 사용되고 있으며, 내열성이 있어 조리 및 제빵에도 사용할 수 있다.
네오탐	광범위한 식품에 사용된다. 페닐알라닌을 함유하고 있으나 다른 아미노산과 결합하는 방식이 아스파탐과 달라 분해되지 않으므로 PKU 질환이 있는 사람에서도 문제되지 않는다.

2) 감미료의 섭취 및 활용

당뇨병의 예방 및 관리를 위한 식사지침은 당류 섭취를 줄이고, 특히 첨가당 섭취의 주요 급원 식품인 가당음료(sugar-sweetened beverages)의 섭취를 제한하도록 권고하고 있다. 당류 섭취를 줄이는 데 어려움이 있는 경우 비영양감미료의 사용을 단기간 제한적으로 고려할 수 있겠으나, 비영양감미료의 사용이 체중 조절, 혈당 관리 등에 효과가 있는지에 대한 과학적 근거는 부족하다. 식품의약품안전처는 총 22종의 감미료 종류에 대해 사용을 승인하고(표 46), 이에 대한 사용기준(대상식품, 사용량 제한)을 정하여 관리하고 있다. 일일섭취허용량(Acceptable Daily

기타 정보 06

Intake, ADI)이란 사람이 어떤 물질을 일생동안 매일 계속 먹어도 신체에 영향이 없다고 판단되는 하루 섭취량으로, 일부 비영양감미료의 일일섭취허용량을 표 47에 제시하였다.

표 46 | 식품의약품안전처 승인 감미료 종류(22종)

식품의약품안전처 승인 감미료 종류(22종)	
감초추출물	수크랄로스
글리실리진산이나트륨	스테비올배당체
네오탐	아세설팜칼륨
락티톨	아스파탐
D-리보오스	에리스리톨
만니톨	이소말트
D-말티톨	D-자일로스
말티톨시럽	자일리톨
사카린나트륨	토마틴
D-소비톨	폴리글리시톨시럽
D-소비톨액	효소처리스테비아

표 47 | 비영양감미료의 일일섭취허용량(Acceptable Daily Intake, ADI)*

비영양감미료	ADI(mg/kg/day)
아스파탐	40
아세설팜칼륨	15
스테비아	4
사카린나트륨	5
수크랄로스	15
네오탐	18

* **일일섭취허용량**: 사람이 어떤 물질을 일생동안 매일 계속 먹어도 신체에 영향이 없다고 판단되는 하루의 섭취량

06 기타 정보

가공식품의 당류 함량은 영양정보를 통해서 확인할 수 있으며, 당알코올이나 비영양감미료가 사용되었는지 확인하기 위해서는 사용량에 관계없이 원재료명을 통해서 감미료의 종류를 확인할 수 있다(그림 1-5). 비영양감미료의 경우 영양정보 표시 상에는 표기되지 않는다. 그러나 가공식품들 중 설탕이나 액상과당 등과 비영양감미료를 혼합하여 사용하고 있는 경우가 많으므로 영양정보 표시를 통해 제품의 에너지 및 당류 함량을 함께 확인하는 것이 필요하다. 또한 여러가지 식품이나 음식을 통해서 감미료를 섭취하면 일일섭취허용량이 초과될 수도 있으니 주의가 필요하다.

제품 포장의 원재료명을 확인하여 국화과 식물에 알레르기가 있다면 스테비아의 사용을 주의하고, 페닐케톤뇨증 환자의 경우 아스파탐 섭취를 제한한다. 당알코올의 경우 과다하게 섭취할 경우 복부팽만, 가스, 설사 등을 유발할 수 있어 제품에 주의사항으로 '과량 섭취 시 설사를 일으킬 수 있습니다.' 라고 표기되어 있다(그림 1-5). 당알코올은 보통 성인에서는 하루에 30~50 g 이내로 섭취하도록 권고하고 있으며, 10 g 이상 섭취 시 가스가 생성될 수 있기 때문에 장이 예민한 과민성대장증후군 환자들의 경우 주의가 필요하다.

최근 과일이나 고구마 등에도 비영양감미료를 첨가하는 경우가 있으나, 감미도를 높인 것일 뿐 에너지나 과당 함량에는 변화가 없으므로 더 많은 양을 섭취하지 않도록 주의해야 한다. 또한 과자류나 음료류에 비영양감미료를 사용한 경우 에너지, 탄수화물, 지방, 식품첨가물 등에 대한 정보를 확인하기 위해 영양정보 표시와 원재료명을 함께 확인하는 것이 제품의 영양성분을 올바로 파악하여 적절한 양을 섭취하는 데 도움이 된다.

조리 시 비영양감미료를 소량 섞어가면서 평소 사용하던 설탕량을 조금씩 줄여가거나, 커피나 차류를 마실 때 설탕 대신 비영양감미료를 사용할 수 있다. 또한 일반 탄산음료 대신 다이어트 또는 제로 제품을 선택할 수 있다. 그러나 비영양감미료의 안전성 뿐만 아니라 건강 및 질병에 미치는 영향에 대한 충분한 과학적 근거가 부

기타 정보 06

족하기 때문에 당뇨병환자들이 비영양감미료에 대한 잘못된 인식을 갖거나 적절하지 않은 정보로 인해 이들의 식생활에서 비영양감미료를 무분별하게 활용하는 것은 주의하여야 한다.

제 품 명	초콜릿 쿠키	식 품 유 형	과자
품목보고번호	1234567890	내 용 량	84 g
원 재 료 명	밀가루(밀; 미국산, 호주산), 무설탕초콜릿칩 25[코코아빈(가나산), ❶ **D-말티톨 41%**, 코코아버터(싱가포르산), 코코아분말, 유화제], 가공버터(네덜란드산/발효버터, 야자유, 버터밀크), ❷ **소비톨액 7%**, 전란액, ❸ **D-말티톨 5%**, ❹ **에리스리톨 4%**, 미강유, ❺ **폴리글리시톨시럽 1%**, 밀단백질, 코코넛분말, 산조조절제3종, 변성전분, 코코아분말, 정제소금, 레시틴, 천연향료, 혼합제제(주정, 프로필렌글리콜, 정제수, 합성향료, 천연향료, 글리세린지방산에스테르, 젖산), 혼합제제(정제가공유지, 합성향료, 트리아세틴), ❻ **감미료(수크랄로스, 아세설팜칼륨)**, 계피 분말 밀, 우유, 대두, 달걀 함유		

영양정보 총 내용량 84 g 387 kcal

나트륨 370 mg	19%	탄수화물 51 g	16%	당류 0 g	0%
당알코올 22 g		지방 22 g	41%	트랜스지방 0.5 g 미만	
포화지방 12 g	80%	콜레스테롤 35 mg	12%	단백질 7 g	13%

* 1일 영양성분 기준치에 대한 비율(%)은 2,000 kcal 기준이므로 개인의 필요 열량에 따라 다를 수 있습니다.

· 직사광선 및 습기를 피해 진열, 유통 중 변질품은 구입 상점 및 본사에서 항상 교환. 소비자 기본법에 의해 피해보상. 땅콩 혼입 가능
· 부정, 불량식품 신고는 국번없이 1399
❼ · **과량 섭취 시 설사를 일으킬 수 있습니다.**

그림 1-5 감미료가 사용된 가공식품의 원재료명 및 주의사항 표시의 예

06 기타 정보

2023년 세계보건기구(World Health Organization, WHO)가 발표한 비영양감미료 사용 지침에 따르면 비영양감미료를 체중 조절이나 만성질환 위험을 줄이기 위한 수단으로 사용하지 않을 것을 권고하였다(조건부 권고). 이에 대한 근거로 성인에서 비영양감미료의 매우 단기적 사용은 체중이나 체질량지수(body mass index, BMI) 감소 효과를 보이기도 하였으나, 장기적인 섭취는 체지방 감소에 유의한 효과를 보이지 않았으며, 오히려 당뇨병, 심혈관질환, 사망 등의 위험을 높이는 것으로 나타났다. 또한 아동이나 임신부에서 비영양감미료와 건강 상태의 관련성에 대한 근거는 매우 제한적임을 보고하였다. 이에 따라 비영양감미료를 장기적으로 고용량 섭취하는 것은 적절하지 않으며, 궁극적으로 당류 섭취 뿐만 아니라 비영양감미료의 섭취도 줄이면서 건강한 식품들로 구성된 식사를 통하여 당뇨병 예방 및 관리를 꾀하여야 한다.

[참고문헌]
1. 김미경, 신동순, 권오란, 김양하, 박윤정, 박소현. 생활 속의 영양학(제4판). 라이프사이언스. 2021.
2. 김양희, 김성보, 김수진, 박승원. 저칼로리 저감미도 대체감미료 시장 및 동향. 식품과학과 산업. 2016;49:17-28.
3. 대한당뇨병학회. 2023 당뇨병 진료지침 제8판. 2023.
4. 박호영, 최희돈, 김윤숙. 설탕 대체재 연구 동향. 식품과학과 산업. 2016;49:40-54.
5. 식품의약품안전처. 식품첨가물의 기준 및 규격. 2022.
6. 식품의약품안전처 식품안전정보포털 식품안전나라. www.foodsafetykorea.go.kr
7. 주달래. 비영양감미료(Non-Nutritive Sweeteners)의 효과와 안전성. 당뇨병. 2015;16:281-286.
8. 현태선, 한성림, 김혜경, 권영혜, 정자용. 플러스 고급영양학. 파워북. 2022.
9. World Health Organization. Use of non-sugar sweeteners: WHO guideline. 2023.